病院再生ノート

保険指定取り消し
民間病院の復活劇

AKUTSU Yoshio
阿久津 譽志雄

文芸社

まえがき

近年、医療は少子化による人口減少や予防医学の普及、高齢化を見据えた在宅医療の推進、後発医薬品の普及促進などに加え、医療技術の凄まじい進歩・発展、癌や難病治療目的に超高額薬剤の発見　保険適用、今後も予想される未曾有な感染症対策、更にゲノム医療の推進など医学を取り巻く社会の進化・発展により、この十数年ですっかり様変わりしてしまった感がある。

少子化の一方で超高齢化の問題が福祉行政の喫緊の課題であることも論を俟たない。令和三年度の百歳以上の日本人は八万六五〇〇人を超え、男性だけでも一万人に達したという。団塊の世代が後期高齢者となった今、百歳超えの人口は増えることはあっても、減ることは当分なさそうだ。

しかも抑制されているはずの医療・福祉費が相変わらず右肩上がりで推移し、厚労省の過去数十年にわたる医療・社会福祉費抑止政策も一向に功を奏しない状況にある。危機を感じている厚労省は、限りなく増え続ける医療・福祉費抑制の一環として、二〇一六年度末までに全国都道府県での地域医療構想の策定を完了し、「質が高く効率的な医療提供体制の構築」と題して、欧米と比して過剰とされる我が国の急性期のベッド数削減に向けて、二〇二五年までに高度急性期医療・急性期医療の病床数を現在より三〇％縮小するという。割合としても、高度急性期医療・急性期医療の病床数合わせて六二％を占めているが、十年後の二〇二五年には四五％に縮減する。

それに呼応するかのように、かつてのフォークソング・グループの歌「百まで生きよう」ではないが、回復期病床を現在の三倍にする計画を持っており、日本の医療は社会構造まで含めて百歳生涯年齢への舵をすでに切っている。それに伴う大きな転換と根本的な変革が医療界全般に迫られている。

しかしながら、救急医療、僻地医療、小児・周産期医療、精神科医療、災害医療など、なかなか厚労省の号令通りに上手く進まない課題も取り残されている。令和二〜四年に吹き荒れた新型コロナウイルスの感染拡大防止に尽力した医療活動だが、このようなパンデミックが発生した場合には社会的経済活動との両立の難しさが露呈された。

予想される新たな感染症などの対策・防止を含め、想定外の出来事や有事に遭遇した際に膨らむ医療費など、温暖化や気候変動対策、自然災害対策などと合わせて、経済の低成長の中で日本は無限の課題を抱えていると言わざるを得ない。

そうしたさまざまな困難が予想される環境下で、厚労省は二〇一三年十二月、診療報酬の不正請求で、Y県にある二百床クラスの民間病院に対して保険医療機関としての指定取り消し処分を命じた。都市部の大病院から見れば〝小さな出来事〟に過ぎなかったのかもしれないが、息をのみ、冷や汗を流した医療関係者は少なくなかったはずだ。そして、日本の近未来を象徴した出来事だと気づいている一握りの者にとっては、何かが瓦解していく音を聞いたに違いない。

地域の中核を担う民間病院が立ち行かなくなった場合の救済には、自治体や近隣の広域医療法人が手を差し伸べるのが従前だ。

しかし、今回のケースは、地域医療の中核を担う病院であったために住民の福祉政策を担うY県とK市および隣県からも一刻も早い再建が望まれていた。さらに、地元経済を支えるメインバンクが負債額三十億円の八五%を債務として抱えていることなどから、この〝急患〟を丸ごと引き受けてくれる〝担当医〟を素早く探し出し、〝治療計画〟を三か月以内に提出しなければならないという厳しい現実が突きつけられていた。地元から再建会社や医療機関を探すのは不可能だった。

　事実、指定取り消し後に明るみに出たのは、地方都市の民間病院にありがちな医師の偏在が診療に歪《ひずみ》を生み、昔ながらの医師の横暴な言動が許容され、スタッフを無視した医師の我が儘な行動が闊歩し、医師の組織への非協力的な態度が院内に充満し、更に未熟な医事業務を放置し、各部署の責任者の無責任体制の咎めもなく、職員の思考停止状態も変わらず、七十年の伝統を象徴するかのように因循が罷り通り、ありとあらゆる塵や埃が山積され、というおよそ医療機関の体をなさない現実に直面している。これら驚愕の実態を前にすれば、地元自治体や近隣の医療法人が手を挙げることをためらうのは当然のことだった。この患者を受け入れる救急医療施設は、一つの医療法人を除いてどこにもなかったのだ。

　そして、医療機関再生の経験があり、情報の不備を乗り越えて任に当たる肝の据わった人材もまた一人を除いて見当たらなかった。

　患者を見放さない、は医療者のモットー。見放された患者を救う、がこの男の哲学。広域法人でもなく、縁もゆかりもない地方都市の一医療法人が救済に手を挙げて、病院の医業継承に当たることとなったのは、そうした事情による。そして、その医療法人とこの再建物語の主人公との関係は、徐々に明らかにされていく。

一体どこから手を付ければ因習化した集積物が排除され、何年費やせば新鮮な刺激や眩い陽光を吸収あるいは再生できるようになるのか……。全く想像も見当も付かないままに、保険医療機関指定取り消し処分決定から僅か約三か月という前代未聞の超短期間で新法人への事業譲渡がなされた。多分に、自治体にとって「一刻も早く片づけたい失敗の足跡」だったからに違いない。

悪戦苦闘の結果、法人譲渡から四年三か月後に健全経営化に成功し、後の新型コロナ禍騒ぎの現在でも辛うじて黒字を継続・維持している。厚労省の保険医療機関指定取り消し処分を受け、死を宣告されたも同然の一民間医療機関が、厳しい医療環境をものともせずに健全経営のV字回復に至った。

しかしながら、現場責任者は、事の重大さと時間の急速な流れに暫くは途方に暮れていたというのが実態である。

旧法人職員の九五％以上が再雇用され、彼らの能力の実態や正確な勤務状況すら把握する瞬間《とき》もなく、間断なく医業が継続するという患者側の利点のみが優先されてのスタート。利用する入院・通院患者に当面の医療における迷惑が及ばないようにという行政の大局的な政治判断により、医療提供者としての最低限のマナーを厳守するという〝誓い〟とも受け取れる約束で、失敗の許されぬ気の重い旅立ちだった。

厚生労働省から保険医療機関指定取り消しという「死の宣告」を受けた事実は、言い換えれば、思い切って〝主治医〟を代えて長い闘病生活からリハビリを通して自立歩行が可能な状態になるまでその命を預けたということだ。

新たに理事長として就任した男の五年間の波乱万丈の日々と、ついに黒字転換に至るまでの獅子奮迅の奮闘が記されている。事実に基づいているが、魔法のような出来事も、起死回生の秘策もこれから展開される物語には出てこない。現実を切り開いていくのは人間としての当たり前の葛藤や苦悩だけなのかもしれない……。

このエピソードは実在する人物や法人のプライバシーに配慮し、人物名、施設名などを適宜仮名にしてありますが、医療業界の改善と発展を目的とするために、可能な限り事実を反映しています。

阿久津　譽志雄

目次

＊この物語は事実をもとにしたフィクションです。

Ⅰ部　疾風怒濤の二〇〇〇日

序——闘いのはじまり

秋田隆史は執務室に掛けられた古い大きな時計を見ていた。

振り子はとうに動かなくなっている。しかし、「時」というものを感じるために、あえて残してある。デジタル表示の時計では「瞬間」は表示されても、時の「刻み」や「流れ」や「つながり」をイメージすることはできない。

厚生労働省が、某地方社会保険医療協議会の答申を受け、「社会医療法人坂本総合病院」(三百床)に対して二〇一四年(平成二十六年)四月一日から保険医療機関の指定を取り消す行政処分を発表した。二〇〇八年(平成二十年)四月から二〇一一年(平成二十三年)十二月までの三年九か月間、メディカルクラーク(医療事務補助スタッフ)を看護補助者としてカウントするなどして水増しし、施設基準を満たしているかのような申請で診療報酬二億五千万円を不正に受給していたのだ。

日本国民は国民皆保険という全国一律の医療保険制度によって、病気になっても安心して日本全国のあらゆる医療機関を受診できるシステムになっている。
「保険医療機関の指定取り消し」とは、医療機関としての保険医療を取り扱う権利を取り消すことで、そうなると、受診者としては皆保険制度の恩恵が受けられず、実質自費で診察を受けなければならない。通常の保険診療費と比べてかなり高額な診療費を支払うことになれば、そのような医療機関を受診する患者は皆無に等しくなる。つまり、医療機関側としては実質経営が立ち行かなくなる厳しい行政処分である。病院を閉鎖するか、事業譲渡をして他の医療機関に経営を託さなければならなくなる絶体絶命の厳しい取り消し処分なのである。

このような厳しい処分は、悪質なケースまたは故意に不正請求した場合に容赦なく行われる。

「今回はそれほど悪質だと判断されたことになるのか……？」

秋田は、時計の振り子から中田龍一が送ってきたメールの添付資料に目を移しながら呟いた。

坂本総合病院は一九五七年（昭和三十二年）に坂本豊氏が開設。内科・外科・産婦人科・小児科など十五の診療科を有するY県北部地区の中核病院として、災害時の広域救護病院や僻地医療拠点病院の指定を受けていた。Y県第二の規模を持つK市内で最も大きな民間病院である。

詳細な数字に目を凝らすと、一九九八年（平成十年）三月期の医業収入は三十七億八千万円を計上するなど、当地屈指の総合病院の様相を繕ってはいたが、内実は、労使間におけるトラブルを抱えるだけでなく、慢性的な赤字経営が続き多額の金融債務を抱えるなど脆弱な財務体質に陥っていたとされる。

三十四年間、経営を仕切っていた豊氏に代わって一九九一年（平成三年）三月に豊氏の長女・淑子が理事長に就任、瞬間的には改善の兆しが見られたものの、最新MRIや最先端放射線治療装置のサイバーナイフなどの設備投資が相次いだために、金融債務は高水準となっていた。「資金面に余裕がなくなった」と東京商工リサーチの調査では述べられている。負債総額は三十億円。

「なぜ体質改善をすべきときに投資に走ったのか？」

秋田は自分が関わってきた医療機関再生の事例の中からその類似の理由を探し出そうと、座り心地のよい椅子に身を委ねながら過去の記憶を思い起こしていた。

「医療機関の失敗には共通の理由がある」

秋田はそう考えていたからだ。

一般病棟勤務の看護師は患者十人に対して、夜勤を除く常時一人以上いなければならないのだが（10：1看護）、Y県および近隣の県を管轄するZ厚生局企画調整課の調査資料によると、坂本総合病院は看護師数が不足していたにもかかわらず偽った届け出によって、入院基本料の診療報酬を実態と異なって水増し請求（不当請求）をしていた。例えば、二〇一〇年（平成二十二年）三月には一般病棟の看護師が一日四十三人必要なのに、実際は二十九・七人しか勤務しておらず、不足分を他部署勤務の看護職員や事務職員を充てて勤務表を作成していた。このほか夜勤勤務職員一人当たりの月平均夜勤時間数は七十二時間を超えてはいけない規則を無視して百三十時間にも達するケースが見受けられたなどと記されている。三年九か月に及ぶ長期間にわたりこのような違反行為を繰り返し、高額の診療報酬を不正受給したと判断され、保険医療機関の指定取り消し処分を受けることとなった。結果、医療機関として〝死の宣告〟を受けたことになる。

「今時、こんなことになるまで何をしていたんだろう？」

ポツリと秋田は呟く。秋田にとってはそんな当たり前のことが社会や医療機関運営の当事者には不思議なことのようだ。

「だから俺たちの仕事があるのだけれど……」

疲れた頭の片隅でそこまで自己問答をして、椅子の背もたれに深く身を委ねた。


数日後、業界紙の『医事週報』に厚労省の見解が載っていた。

「今回のようなベッド数一〇〇床以上の地方の中核病院が保険医療機関の指定を取り消されるのは異例だ」と記されている。Z厚生局の総括担当官の談話は、「虚偽の届け出を長期間にわたって漫然と繰り返し、高額の診療報酬を受け取っていた事実は重く、最も重い処分に相当すると判断した」と容赦ない。

Z厚生局とは、二〇〇一年（平成十三年）に創設された厚生労働省の地方支分部局で、麻薬・向精神薬の取り締まり、特定機能病院への立ち入り検査、社会福祉法人への指導・監査などの業務を行う行政監督署である。全国に八厚生（支）局（七厚生局と一支局）が存在する。

Y県を管轄するZ厚生局は、取り消しの決定をした年、つまり二〇一三年の一年間だけで坂本総合病院に対して総計で九度の適時調査を遂行していた。

適時調査とは、診療報酬支払に関わる種々の施設基準の届け出に対し、要件に則って適切に実施されているか否かをチェックすることである。今回、それが九回も調査されたのは、病院自身が故意に不正を行っていたのか、あるいは過失であったのかを慎重に見極めるためで、故意であれば指定取り消し処分に、過失であれば戒告処分にするためである。おそらく、どちらとも受け取れるようなグレーな状況だったのだろうと想像される。Z厚生局の立場としては、「やるだけのことはやった」と示すことで、地域住民の冷たい視線をかわす目的もあったに違いない。

問題は、大変な緊急事態を迎えながらの、経営に携わる法人の理事長以下幹部クラスの対応だ。一年間に九回という異例の監査に対して、誰一人として事の重大さを感じていなかったのか、諫言してもその忠告に理事長が耳を貸さなかったのか、はたまた厚労省がそんな重い決定をするとは予想もしていなかったのか……。

さらにこの不正が、理事長の指示で行われたのか、不正というよりは医療事務能力の未熟さに端を発した数々の過ちの最終産物なのか、その認定によって不正の悪質度はかなり違ってくる。前者であれば、刑事事件として罪を問われても致し方ない。

いずれにしても、日頃からZ厚生局とのコミュニケーションをうまく取っていれば、このような事態になる前に何らかの指導なり情報が入手できたと思われる。

九回の監査の解釈の意味が病院幹部たちに問われることになると、秋田は思った。

「それにしても、メインバンクは、どう対応したんだ？」

Y県内の第一地方銀行である「やまなみ銀行」も、行政処分以前に何らかの対策を立てられなかったのか？　貸付元としての責任ある対応が取れなかったのか？　そんじょそこらの病院じゃなくて七十年の歴史を持って長い間市民から支持されてきた医療機関がなくなってしまうのは、市民の不安が最も大きな問題だ。メインバンクの仕事は、その不安を払拭することじゃないのか？　市民への医療の提供という創立の理念をとん挫させた病院の現職幹部たちは創設者の顔を潰したことにもなり、その罪は甚だ大きいと言わざるを得ないよな。


そんなことを秋田が考えていたのは、坂本総合病院を再起、運営する新法人の次期理事長として経営を請け負うことになっていたからである。

不正受給を行った医療機関に同情するつもりは微塵もない。〝死の宣告〟を受けた医療機関に地元の誰も助け船を出せないのか、躊躇をしたのか、そんなことはどうでもよかった。ただ、医者として、経営者として、同業者として、市民への医療提供という問題だけが秋田の関心事だった。地方の医療機関を〝蘇生〟することのみに命を懸けようと決心をしたのである。その根底には秋田自身の苦い経験があった。

今回の取り消し処分を受けた医療機関の取り扱いについては、全国的に知られた医療法人のＴ洲会をはじめ、幅広く医療機関を展開している広域医療法人などが吸収・合併するというのならそれほど難しい案件ではない。しかし、今回の取り消し処分は、取り消しから三か月以内の短期間に再建案を提示し、早期に実行しなければ三百床のベッドが無と化してしまう恐れがあった。ということは、社会的な大問題に発展する可能性が予想できていた。

坂本総合病院の理事長だった人物は、自身も地元出身で、同郷の縁で政治家や近隣の他の医療法人にも再建のための支援協力で声をかけているような話をしていた。わずか数か月前のことだ。秋田も、大きな医療法人であれば医師を含めた人材も豊富だし、金銭的にもＭＳ（メディカルサービス）法人を通しての医薬品や医材料などの購入によって薄利多売の物流が効率的に行えると考えていた。大組織に吸収されれば、さほど難しい医療再建案件とは思えなかった。

ところが、取り消し内容の不正請求の二億五千万円のみならず、その後の調べで総額約三十億円を超える債務があることが確認されたのだ。その債務の八五％がやまなみ銀行の案件で、三か月の短期間にデューデリジェンス（組織や財務活動調査）を行っている猶予はなく、早期に運営の有無について結論を出さなければ、Y県二番目の人口を有する地方都市Kの最大民間医療機関は消滅する。Y県もK市も悠長に構えていられない、まさに緊急事態なのだ。


そもそも、大手医療法人も手を伸ばさなかった案件が、なぜ秋田の前にやってきたのか？

坂本総合病院に出入りしている厚労省出身の医療コンサルタント島谷茂は病院の今後について坂本淑子理事長と模索していた。

「どうするのが最も被害が少ない方法だと島谷さんは思います？」

「法人としては破産を選択するしかないでしょうね。新しい法人を探さなければなりませんが、そこが債務も含めてすべてを引き継ぎ、しかし、可能な限りの個人財産を出す、というのが現実的かと」

うなだれつつもこれに同意した坂本理事長は、以後の対応を島谷に任せることにした。

そして、島谷の以前からの友人で北陸S県にある医療法人「爽風会」大町病院の理事である中田にこの件を投げかけた。

話は進み、大町病院への事業譲渡という形態を取ることで坂本総合病院の代理人である島谷と合意した。この合意に基づいて、やまなみ銀行と大町病院との間で坂本総合病院の債務者変更の取り扱いについての話し合いが行われ、事業譲渡の方向でまとまっていった。

ついには、坂本総合病院を運営してきた前医療法人は破産、その債務は新法人である医療法人「爽風会」が全額引き受け、それをやまなみ銀行が保証することで決着が付いた。

さらに、新たに新法人に対する運転資金として十五億円の融資が実行されることになり、一～二年目は無利子で引き継ぎ、三年目から年に一億円、五年目から年に一億五千万円の返済が発生する契約で新法人での坂本総合病院の経営がスタートすることになった。

危機を感じたY県と隣のS県も地域医療を担う病院の再生のために現実的判断を選択し、奇跡的な行政手続きを進めていった。取り消し期限内の二〇一四年（平成二十六年）三月六日には無事、定款変更登記を終了させ、いよいよ四月一日より新法人「爽風会」による医療機関の存続が実行に移されることとなった。

こうして七十年間の伝統を誇る民間医療機関が取り潰しになることなく、新たな法人として生まれ変わり、地域住民に対する医療提供が引き継がれることになった。

組織の再建では金銭と人材が絶対的不可欠要素であることは、この道三十年にわたって経営畑を歩んできた秋田の長年の実感であり教訓でもある。しかし、今回の事業譲渡では人材は改めて集める必要はなく、契約したその日から業務に慣れている人材で医業が恙《つつが》なく継続できる。これは、継続内容云々はともかく、初めから時間的優位性が実践されたことになる。市民の健康が従前通り遵守され、何事もなかったかのように医業が継続されることは、事業譲渡の成功と言える。

しかし、同時に、同じ人材で継続していくことが、その日から新理事長秋田に、改革・改善の試練と苦悩の日々をもたらすことになるという一方の事実を、まだこのとき彼は知らなかった。

秋田は、これから全国的な問題として拡大していくであろう地方における民間医療機関の医師不足に思いを馳せていた。

「おそらく、深いところにある病巣はこれだろう。その周辺組織である看護師の人材不足にも目を凝らさなければいけない。いずれにしてもオペをやっていくうちに明らかになることだ」

坂本総合病院の実態を記したデータや保険医療機関の指定取り消しに至った経緯を辿りながら、この一件が少子高齢化社会における地方の医療機関再生のサンプルになるかもしれない予感と、国民皆保険制度を支える病院経営の要諦を探る事例にもなりそうな気がしていた。

改めるところは改めなければいけない。引き継いだことの中で何が良いことをもたらすのか悪い状況に導くのか、まったく不明。一種の〝革命〟にも似た乾坤一擲の建て直しを前に、「だけど、この状況が嫌いじゃないところに、三十年もやってきた理由があるんだろうな」と独りごちた。

負の遺産、借金返済、前途多難、先行きの不透明さ、文化や風土も実感のない赴任地……耳にしたくない現実のオンパレード。短時間での譲渡決定ゆえに事前調査の不備はいかんともしがたく、想定外の出来事も数多起こるに違いない。自転車操業の事態も覚悟している。

共に現場を仕切ることになる相棒の斎藤幹輝事務長と、坂東武者が徒手空拳で異国の地に乗り込んでいく気分に秋田はなっていた。

病院の再建は、地域住民の健康な生活を担うという目的だけでなく、金融機関を救う意味も重くのしかかっている。もちろん職員や出入り業者、そしてその家族の生活にも影響を与える。秋田と斎藤の責任は限りなく重い。

新法人の旅立ちは、あくまでも現場第一主義と秋田は決めていた。不確定要素が多かったことに加えて、秋田に与えられた改善のための時間は五年だけだと自ら覚悟して決定したため、素早い軌道修正が求められていたからだ。須《すべから》く臨機応変に対応しなければならず、無駄な時間的余裕など一切ない。

そして、再建の失敗は、オペ室に横たわる病院は言うに及ばず、法人合併元のS市の医療法人「爽風会」大町病院にまで影響が及ぶ。あらゆる責務が秋田の肩にかかっていた。

再建の見通しが立たなければ間髪入れずに他の医療機関への素早い売却か譲渡などの決断を迫られるが、負債額の大きさを考えると現状では、よほどのもの好きか、金を持て余している医療に興味を持つ会社か、社会貢献を真剣に考えている財の豊かな宗教法人など、特殊なケースしかないと思われる。いずれにしても関係する人々を不幸のどん底に突き落とし兼ねない、失敗の許されぬ医療再建案件なのである。

二〇一四年四月一日、朝早く日を覚ました秋田には「臥薪嘗胆」という言葉が浮かんでいた。先の見えないこの難事業に、前法人の想いも絡め、捲土重来を期して新たな出発を始めようとしていた。

第一章　超法規的措置

保険医療機関指定取り消し処分の衝撃

二〇一三年十二月十五日、東証と大証が合併し株式会社日本取引所グループが発足し、「アベノミクス」という言葉に国民が期待を寄せ、楽天イーグルスの田中将大投手の連戦連勝にファンが歓喜した一年がまもなく終わろうとしていたとき、ＮＨＫやＹ県の地元紙が「坂本総合病院、保険医取り消し処分」をすっぱ抜いた。内実は、そのエリアの担当Z厚生局のリークによるものだった。

当の坂本総合病院では、その前日の十四日に例年のごとく忘年会を近隣のホテルで行い、理事長以下幹部ら全員が参加していたという。

ところが、宴も酣《たけなわ》、数名の男たちが音も立てず、しかし足早に会場に飛び込んできた。「取り消し処分」の報を坂本淑子理事長および幹部職員に告げに来たメインバンク「やまなみ銀行」の役員と担当行員たちだった。

事前にこのような事態が生じることを知らされていたのだろう、理事長以下幹部職員たちに銀行側が小声で耳打ちすると、銀行関係者と共に姿を隠すように、列を成して会場から消え去った。

忘年会の会場に残された病院の職員たちは、事の重大性を知ってか知らずか、そそくさと出ていった男たちの後ろ姿を見送りながら、それまでの酒席の歓声を静かなざわめきに変えた。

「何かあったのかな？」

「別室でＶＩＰだけの忘年会とか？」

理由を知らされることもなく、幹部たちを欠いた宴は予定通り続いた。

そして、そろそろお開きの時間か、という頃に坂本理事長が会場に戻ってくると、やおら場違いな話を始めた。

そのときの様子を「覚悟をした顔でしたよ」と、後に秋田は職員から聞いた。病院の先行きがどうなるか分からないという不透明感を匂わす言葉を一年の締めくくりの挨拶として伝えられたが、事前に何も聞かされていない職員からすれば何のことだか分かるはずもなく、キツネにつままれたような顔をして耳を傾けるだけだった。

年の最後に重たい気持ちに襲われるなんて思ってもみなかった、ともその職員は秋田に語った。

坂本総合病院の医療コンサルタントである島谷は、すでにその日の昼間にこの情報を掴んでいた。Z厚生局に勤める厚労省時代の後輩から密かに電話をもらっていたのだ。


三日前の十二月十二日の夕刻、秋田はS市内の医療法人「爽風会」大町病院から東京に戻る飛行機に搭乗していた。秋田は二年前から中田の経営するアクセス・メディカル・パートナーズ（AMP）の執行役員に就任していた。大町病院は精神科と内科を掲げる百三十九床の中堅病院で、秋田は常勤内科医のいないこの病院に週二日だけ勤務していた。メディカルコンサルタントとして主にレントゲン写真の読影を行い、内科医師としては精神科入院患者の身体合併症状（心の病と身体の病を同時に持つこと）の診察を行っていた。そのほか、精神科の医師からの相談に助言したり、毎月一回の経営会議にも出席していた。

東京に自宅のある秋田は、毎週月曜日にS市へ来て、ホテルに一泊して病院に勤務するスタイルを続けていた。

「もう二年近くが過ぎたのか……」

月日の流れの早さを実感して思わず独り言が出てしまう。

中田は、大町病院の理事であり、ＡＭＰの代表取締役社長として大町病院のメインバンクであるＨ銀行との交渉なども担っている。

そもそも、ＡＭＰは中田と副社長の筒井幸次が二人で始めたコンサルティング会社で、二〇〇六年一月に設立していた。二人はそれぞれが別の金融関係の会社に勤めていたが、長らくアメリカに駐在しているときには客と営業マンの関係だった。取り引きが終わった後も知人として付き合っていたが、帰国すると二人でコンサルティング会社を設立した。

ただ、どちらも医療関係にはさほど詳しくはなかったのだが、有楽町にあるファンド会社の依頼で病院の経営再生の仕事を請け負って、アセットマネージャー（資産を活かして価値を生み出す仕事）としての任務をこの大町病院から始めたのがきっかけで、以後、いくつかの医療機関の再建に参入するようになった。

S市の大町病院は、大町恵介の個人経営で一九六九年の設立から順調に健全経営を継続していた。創立者で院長の大町が一九九五年に亡くなると、三姉妹の中でたった一人医者となり、一九八八年から精神科医師として同病院に勤務していた次女・堀瑞希が父親の死の翌年に理事長兼院長に就任。一九九六年に三女の婿の吉村守が事務長として参画すると、完全にファミリー病院化していった。

個人経営であった父親の残した遺産は勤務医であった瑞希に重くのしかかった。自力での相続税の支払いが困難と判断して、H銀行から融資を受けながら、親の財産を減らさぬように無我夢中で返済に終始した。

約十年が経ち、借金返済の目途が立った頃には身も心も疲れ果てて、瑞希にはもはや後を継ぐ気力も体力も残っておらず、燃え尽きてしまった。他の医療法人への売却や病院を守ってくれそうな医師の存在を探ったが、思うに任せず、一旦東京にあるファンド会社に預ける形で交渉を進めることにした。

親子で経営しながら数十年にわたる黒字経営の実績は、ファンド会社にとっても不安のない案件でスムーズな交渉が成立した。オーナーとしてファンド会社が経営権を取得すると、瑞希は精神的な解放感からか周囲の引き留めにも耳を貸さずに理事長職の任を終えて、あっさりと病院を去っていった。

残されたのは三女の婿の吉村事務長だが、

「毎月多額のコンサルフィーを取っていくだけで、見合った効果が出ているとは思えない。怪しい会社じゃないのか？」

と、思い描いていたのとは明らかに異質な医療経営スタイルに戸惑いを感じていた。違和感や不信感は時が経つにつれ危機感となって募っていた。ファンド会社による経営の継続には無理があり、ファンド会社傘下における医療経営の限界も感じるようになった吉村は、信頼できる知人の中田に相談した。そしてファンド会社から病院の経営権を取り戻す綿密な話し合いを続けた。利益優先と短期経営を目論むファンド会社と、継続こそ力なりを旨とする病院との思考格差は著しく大きく、何とか粘り強い交渉を成立させ、約二年に及んだファンド会社による医療経営は終止符を打つことになった。

「やっとすっきりしました」

「これからが本番ですよ、吉村さん」

経営権を奪い返した吉村事務長と中田は、それぞれ医療法人の社員・理事として新しい大町病院の実質の経営に当たることになった。

中田は、一時大手都市銀行に身を置いた経験から銀行との交渉に明るく、創業者一族もいなくなって新たな経営支援交渉に困っていた越中銀行にとっても、頻繁にS市に来る財務担当理事の中田は欠かせない存在になっていた。院内の人事に関しては事務長から管理部長となった吉村が担当し、事務長に就任した医事主任の浦辺博司が現場を取り仕切ることとなった。その後、坂本総合病院との広域法人設立の書類作成の任に当たったのは、この浦辺である。

精神科の医療改革の遅れは、戦後の医療行政のなかでも特筆すべきものである。一般病院と比べて安い民間精神科病院の「精神科特例」という診療報酬体系によって、医師、看護師の人数の軽減や、長期の社会的入院などを容認する特例措置が続いてきた。それは戦後、入院が必要な精神疾患患者が三十五万人もいた日本で、その収容と社会からの隔離政策を主に民間精神単科病院に依存してきた国の精神医療行政の歴史でもある。今もその政策は継続・実行されている。少しずつ精神障害患者の社会における偏見は軽減化し、それに伴い、二〇〇四年に精神保健医療福祉改革と題して、

「入院医療中心から地域生活中心へ」の改革ビジョンを厚労省は掲げた。欧米と比して立ち遅れている精神保健医療福祉体系の再編と基盤強化を図る目的だが、未だ不充分で長い間不完全な状況が継続している。そんな不安定な精神科行政の過去からの現実を浦辺は知り尽くしてきた。

今回の坂本総合病院との合併は、現場を預かる浦辺にとっても緊張する案件だった。多大な負債を抱える一般民間病院の法人合併であり、しかも病院規模を考えると小（百三十九床）が大（三百床）を呑み込むに等しかった。誰も経験したことのない巨大債務を一挙に抱えるわけで、「失敗が許されない」などと戯言すら簡単に口に出せない極めて成功確率の薄い計画を知らされたとき、過去三十年にわたって堅実に精神科病院を支えて今日を迎えている事務長浦辺には、俄には信じられない想いだった。

北陸新幹線が未だ開通していない頃、秋田は飛行機を利用していたが、大町病院の経営会議が毎月第四週目の火曜日に行われることになっており、秋田と中田は毎月一回、東京に連れだって帰っていた。

その日も秋田は中田と一緒に同じ飛行機で帰京していた。その機内で、ある病院が

「保険医療機関指定取り消し処分」になりそうだということを知らされた。その相談を坂本総合病院で医療コンサルタントをしている島谷から持ち掛けられているのだと、中田から打ち明けられた。

「この二～三日のうちに何かが起こるだろうな」

中田は秋田に耳打ちすると、シートに身を沈めて目を閉じた。

秋田も同じように目を閉じた。途端に、三年前のことが浮かんできた。

理事長として就任したB県にある「N・S病院」を、中田と筒井で経営権を奪い返した例のファンド会社によって、埼玉の医療法人に売却された苦い経験があった。

そのファミリー企業の病院は、経営者が高齢となって後継者がいないことから、惜しみもなく病院と施設を手放すことになった。それをファンド会社が買収し、投資用資産の管理を実際の所有者・投資家に代行して行う「アセットマネージャー（現場監督）」の立場でAMP社が経営に参画した。そのメンバーの一人として、病院運営の最高責任者である理事長として秋田も加わったときのことである。

病床数も百床弱と小規模ではあったが、九十三名収容の老人保健施設を有していた。

消極的思考の四十代の外科系院長と内科系の医師を一人雇い入れ、秋田は理事長というよりは内科医師として内科外来や病棟回診などを行ったため、現場をよく知るまとめ役としての存在感を示していた。

ことのほか老健施設が収益を出せる環境であったので、病院は療養型に特化しており病床利用率も八〇％前後と高くはなかったが、老健施設の効率の良い運営が病院をカバーしていた。

当時の老健施設の施設長は産婦人科医で、管理者としての覚悟と認識が浅いばかりか、同じ法人内にもかかわらず病院の院長との関係が決して順調ではなかった。そのため、老健施設で発熱して誤嚥性肺炎が疑われる施設利用者すら病院では診察させなかった。

お互いの利便を図る行動などは皆無であったから、日頃から職員も法人全体の利益を考えて行動することもなく、トップである施設長の顔色を窺い、どうでもよい忖度をする組織と化していた。

理事長となった秋田の耳にも組織の機能不全は施設の職員たちから何となく届いていたし、経営会議でも施設長の気分次第で入居者を勝手に断っている話を直に聞かされることもあった。

が、老健の収益の良し悪しがそのまま法人の収益に影響が及ぶため、ある時の経営会議で前月の収益が落ちたタイミングで、施設長および医者としての振る舞いを秋田は問い詰めた。施設長は過去にそのように叱責された経験がなかったのか、翌日にはあっさりと辞表を事務局に持参してきた。本気で辞めるつもりでいたのか、引き留めてもらいたかったのか、定かではないが、従来からさまざまな面で職員に対しても非協力的だった施設長の辞表を何の躊躇もなく秋田は受け取った。

このことは中田も好意的に受け止めて、「よくやってくれた」とばかりニコッと微笑んで顔を見合わせた。

今にして思えば、この是々非々の対応が秋田と中田の管理者としての信頼関係を積み上げていったのかもしれず、そして今回の新生坂本総合病院の理事長就任要請に関係しているのかもしれないが、当時の秋田としてはただただ、施設長の医師として管理者としての態度に腹が立っていたにすぎなかった。

すでにC県に本拠を置く医療法人がオーナーであったため、理事長のパートナーである事務長にどんな人材が送り込まれてきても文句が言えない。横柄な態度や事務長としての能力・考え方に疑問を感じ、同じ医療の土俵ながら言い争いをしている自分に嫌気が差すようになっていった。エネルギーが萎えて衰えていく己を感じ取りながら、運営のパートナーとして仕事を継続していくことの限界を悟った。

その医療法人の実質の経営者は会計士であるため、医療に未熟などころか、職業的な性なのか効率主義と合理主義の発想しか持ち合わせていないようで、現場にも経済優先体制を持ち込もうとしてきた。これが医師である秋田には体質的に受け入れられなかった。医療法人自体の成功とは関係なく、医療法人としての倫理観や価値観や培ってきた医療経験が反映されるとは思えないことが耐えられなかった。

公募で採用した信頼に足る看護部長も徐々に新法人に忖度するようになり、当初は前向きに話し合っていた組織の改善策にも熱が感じられなくなってきた。

「目標を失った漂流者のようだな」

そう自嘲気味に呟いた瞬間、組織の継続に真剣になるほど無聊《ぶりょう》な日々を過ごす自分が想像できて嫌気が差した。

自分の病院改革に対する気持ちを伝えて話し合ったが折り合いは付かず、ついには辞任を承諾され、二年間の理事長職を要請されていたにもかかわらず半年で病院を去った。

そうした経緯を通して知り合った中田が大町病院の経営者としての立場から、「うちに非常勤医師として、どうだろうか？」と声をかけてきた。それが二年前。

青天の霹靂だった。精神科が専門の病院であるというのに内科医の自分が役に立つのかどうか疑心暗鬼でもあったが、精神病入院患者の身体合併疾患に対するアドバイスということで秋田は了承した。

さまざまな一般病院での管理者としての経験を持つ秋田にとっては、初めて目にする精神科病院の医療機器の貧弱さ、検査回数や件数の少なさ、一般病院との医療環境の格差に愕然とした。

約三十年の管理者経験から秋田は、年々増す診療報酬の煩雑さに対応するには、厚生行政の先取りと臨機応変な柔軟な対応が必要であると考えていた。精神病院は、一般病院と比して検査が少ない分、病床利用率は九五％以上を維持しないと経営的に苦しい。ところが、精神疾患の患者の場合、身体的な兆候が検査所見としては現れにくいので、無駄な検査を抑制されている現行の診療報酬制度では、診断に関係ない余計な検査や治療は簡単に減額査定されてしまう。

秋田は、

「たとえ精神病院だとしても、もう少し医療機関としての設備を伴う近代化が必要ではないのか？」

と率直に中田に伝えた。

結果、Ｘ線デジタル撮影機器（略称：ＣＲ）と将来的な電子カルテを考慮したオーダリングシステムの導入から開始すること。そして、もう少し血液検査を細部にわたって行うことで、重篤な状態への回避と手遅れにならない病態での専門病院への搬送がスムーズに行える環境が、責任者であり財務担当の中田および病院の医療スタッフに受け入れられた。

秋田は、さまざまな医療機関で、さまざまな管理職として働いてきたが、その経験から、医療機関というところは実に保守的であることを肌で感じていた。本来なら社会に寄与する医学・医療を目指して日々新たな改善が必要なのだが、どの医療組織もその点は非常に消極的で、因循した態度が罷り通っていることが多い。

しかしながら、現実を考えると民間医療機関は、常に頭の片隅に二年ごとに改定される診療報酬点数を頭に置きながら医療経営を遂行しなければ、健全経営は成り立たない。民間病院のスタッフは、自身の能力アップのためにも医療レベルの維持・向上に努めなければ医療機関全体としての健全な機能を保つことは難しいと中田と現場スタッフに説明した。これによって、病院運営のアドバイザーも務めることになった。

年の瀬、羽田着の便は、すっかり夕闇となった空をいつものように太平洋側から回り込むようにして、千葉県を背にして羽田空港の一本の滑走路を目指していた。

機内アナウンスとともにシートベルト着用のサインが出され、いつものように慣れた仕草でシートベルトを装着した中田と秋田は、機内のＢＧＭが徐々に大きく聞こえ始めるなか、飛行機はゆったりと高度を下げていった。

秋田は数回唾を飲み込んだ。徐々にエンジン音が大きくなると、凄い速さで滑走路の無数の灯が瞬く間に近づく。そして過ぎていくのを確認するや、「キーン」という耳を劈《つんざ》く圧縮音が大きくなるや否や、「ガタ、ガタ、ガタ」と車輪と地面の擦れる反動音、小刻みな振動に続くブレーキ圧の轟音が響く。もはや機内のＢＧＭ音は掻き消され、車輪と地面との摩擦音、身体への加重圧とが相まって、確かな着陸の揺れを感じている。

暫くすると緊張感と加重圧から徐々に解き放たれていき、飛行機が走るスピードは落ちていく。掻き消されていたＢＧＭの音が再びはっきりと聞こえ出す。心の平静さと安全を確認する時間がこうして過ぎ、減速した飛行機の窓の遥か向こうに滑走路とその隙間に並んだ緑が無事の着陸を確認させる。

あれだけのエンジン音やブレーキ音を響かせておきながら、それでも何事もなかったかのような平静を装って飛行機は空港ビル方向へゆっくりと移動していく。

福岡便や札幌便は羽田空港にとってはドル箱だ。使用頻度と利用者数の多い便なので、当然の顧客サービスとして、出口に一番近い有利な場所に駐機させてもらえる。しかし、Ｓ県への便はＳ空港の面積の問題で従来から飛行機自体の大きさも中型クラスに限られていた。使用頻度も集客能力も劣るＳ県への便は、なかなか手荷物受取場に近い駐機場には停まる機会がない。遠い駐機場どころか、周りを芝生に囲まれたコンクリートの上に留め置かれ、バスでターミナルビルに運ばれることも多々ある。

横幅の広いオレンジ色の大型バスが、到着便を背にして列を成している。その間を縫うようにタラップ車（空港車両）が機の左側下方に着くと、やおら機体の左前方に位置する乗降口目掛けて、梯子の先端に屋根の付いた電動梯子が斜めに伸びる。高い場所にある乗降口に先端の梯子が届くと、出入り口と平行になった位置で停止し、地上に待機していた係員が足早に階段を駆け上がる。窓のない機の扉に近づきノックすると、機内のCA（キャビン・アテンダント）との合図で飛行機のドアが素早く開く。機内で待ち構えていた客の一人ひとりが吐き出されるように順番にタラップに押し出され、階段を降りてバスに乗り込む。

ピストン輸送が始まった。秋田と中田の乗ったバスも空港ビルに向かった。

バスを降りた中田が携帯電話に目をやる。

「ん？　メールの着信だ」

出口へ向かう人の波から足早に外れると、秋田に目を向けて待つような仕草で合図した。これによって、二人はY県K市の病院に下された保険医療機関指定取り消し処分を知ったのだ。

秋田は、島谷からの要請をAMP社が受諾して病院の運営を請け負い、経営するという事態になれば、ある程度の協力はする旨の答えを持ち合わせてはいた。その一方で、診療報酬の不正受給で保険医療機関の指定取り消し処分を受けるという前代未聞の事態に、翌年（二〇一四年）四月以降の指定保険医療機関失効が目前に迫るなか、病院閉鎖を防ぐためのあらゆる手段を講じる緊急対策に関係者は翻弄されることが予想された。

どんな形でも再生をしなくてはならない。人口約十一万人のK市に創業して七十年の伝統を誇り、三百床を有する地域で最も大きな民間病院である。この地に根付き、K市のみならず近隣の市町村の住民までもが知る有名な医療機関である。設立者で初代院長の父親が亡くなり、放射線科医師の長女・淑子が二代目の現理事長に就任して十年ほどが経った。これによって一時的に業績が回復した時期もあったようだが、相次ぐ過度の設備投資と中国での検診事業に軸を移したことで、本業である病院の経営が疎かになってしまった。

加えて、当時、卒後研修制度の改正により、本来ならば大学に残っていた研修医が大学に残らず、教育制度のしっかりした地方の有名病院や都市部の大学の研修を望むようになった。それでなくても地方の新生医科大学へ入局する医局員は減る一方で、民間病院は大学医局の医師不足を理由に、派遣医員を打ち切られるケースがこの時期に全国的に多発。二〇〇四年の「新医師臨床研修制度」の必修化に伴う改正で生じた、全国の民間病院不遇の時代の始まりでもあった。

坂本総合病院には、取り消し処分の三年前から厚労省ＯＢである島谷がコンサルタントとして関わっていた。二〇一一年度の地域産業促進事業費補助金の成果報告書では「Ｋ市発、健康づくりのためのプログラム」というキャッチコピーで報告書を作成し、病院とのパイプを築いていった。その後、経産省がらみの仕事も手伝い、地域へルスケア構築事業の報告書の作成も兼ねて島谷が参加していたことを秋田は耳にした。

当時、医療の夢を拡大すると話題になった「メディカルツーリズム」（医療観光）は、居住国とは異なる国や地域の医療サービスを受けられることを目的に、海外での健診や高度な治療目的で医療先進国へ向かう人たちも全世界的に増えていた。日本にも高度な医療技術を信頼して海外からお金持ちが来日するといった話を耳にする機会が多くなって、人口十一万のＫ市にとっても有益な事業だという視点から坂本総合病院も参入しようと考え、島谷に相談をしていたのである。国内の名だたる医療法人の顧問をしていた島谷への信頼は厚かった。

島谷としてみれば、コンサルタントとして契約していた申請書類の作成という本来の任務を超えて、当時置かれていた坂本総合病院の現状を否が応でも把握せざるを得ない状況となり、理事長の相談相手として事情を聞くことが多くなった。そして事の重大さを知るにつけ、補助金関連のコンサルティングどころではなかったようだ。

取り消し処分の話が噂として流れていた頃には、島谷も「停止」はあっても「取り消し」になるとは考えていなかったようだ。そんなことを島谷と親交のあった中田は聞き及んでいた。

取り消し決定から遡ること二か月前の十月、島谷、中田、坂本淑子理事長の三人は東京・虎ノ門にある「ホテルオークラ」のロビーで会っていた。そのことを秋田は後に二人から聞かされた。

その際、今回のZ厚生局の処分に話が及んだかどうかは知らされてはいないが、旧法人の理事長は一旦経営から身を引いたとしても、五年後には自分たち（自分と自分の家族）が復帰・継続したい旨の意向があったという。

年末の「保険医療機関指定取り消し処分」の決定後、暫くして坂本理事長と中田との間で、今後の病院の営業譲渡を含めての交渉が始まった。実質的には年末年始の日にちを外すと三か月を切る十壇場の期限内に、通院中・入院中の患者、関係する家族、そして職員とその家族に不安や心配、迷惑が掛からないように病院を営業継続していかなければならない。その点は確認し合った。

とにかく次の手立てが急がれる。時間との勝負。

この影響力の強い民間病院の取り消しは、さすがに県知事としては大きな失態になり兼ねないし、地元市民への行政的な影響力も計り知れない。旧来の患者を他病院へ救急車で転送するような光景は行政も患者も市民も目撃したくないのだ。

そこで今回の緊急を要する広域化の書類の作成は、Y県からS県への協力要請次第という一点に絞られたのである。

三か月間での収束へ二県が超法規的措置

平成二十五年十二月下旬、当時大町病院の副理事長で事務方のトップであった吉村は、坂本総合病院の事業承継に至った経緯と今後の大町病院との関わりなどの詳細を、自分自身が知らされてすぐに部下である浦辺事務長に伝えた。協力を要請するためだったが、浦辺は経営者を支え現場を預かる立場として、その負債額や大町病院との規模の違い、さらには遠いY県での事案に対して簡単には承服できなかった。吉村副理事長に率直に異を唱え、大反対をしたが副理事長の「いずれ必ず大町病院のためになるから」という一言に、説得力も感じず疑心暗鬼は拭えなかったが、最終的には長年の上司・部下の関係から了解した。自分の思いとはかけ離れたところでの決定事項であり、浦辺には了承すること以外に選択肢はなかった。わずか三か月しか猶予のない逼迫した現実にいかにして対処していくべきか、行政との調整も難航が予想でき、頭を切り替えた。


新年が始まり、無情にも時が過ぎて行く。

吉村は一月下旬にS県庁の厚生部医務課に呼び出された。浦辺を伴って出向くと、今回のY県・坂本総合病院との経営統合が吸収合併ではなく、医療法人「爽風会」の経営による新規開設であることを説明した。

すでに危機を悟っていたY県側からS県側に経緯は伝えられており、坂本総合病院継続への協力依頼がなされていると担当者は語った。時間もなく、S県としてはY県側の要望に速やかに対応したい、とも言った。

そこで、至急O市にあるS県を管轄するG厚生局との打ち合わせを促された。大町病院に戻った浦辺は、その日のうちにG厚生局にアポイントを取り、翌日、早朝から三時間も車を走らせた。助手席の吉村は、何かを期待するかのように前方を見据え続けた。

予定の十時少し前にはG厚生局に到着した。

担当者は開口一番、くぎを刺した。

「急ぎの案件だと承知しておりますのでこちらも特例の対応で急いで進めますが、承認に時間がかかる可能性がゼロではないので、期日に間に合わないことも覚悟しておいていただけますか？」

決して望まないことではあるが、二人は承服の頭を下げるしかなかった。役人の常とう手段である「もしものことは伝えてありました」という責任回避であることを願った。

その後、担当者は坂本総合病院の資産内容、資産譲渡の有無、今後の病院管理者と役員編成、大町病院の資産内容などについて詳細に尋ね、確認してきた。そして、最後に一言、「大町病院のここ四期の決算内容が赤字であれば、広域法人の申請はできません」と明言した。

幸運にも、この時期の大町病院は、四期連続黒字計上をしており問題はなかった。それよりも吉村と浦辺にとってけ広域法人化の申請のスケジュールが気になっていた。翌二月には事前申請を行い、その後の本申請を速やかに県に対して行わないと三月末には絶対に間に合わないと知らされたからだ。提出書類として、定款の変更、資産表、賃貸借同意書、予算明細表、事業計画書、継承する借入金の返済計画書、職員給与表、役員人事表、など盛りだくさんである。しかもG厚生局は内容の整合性確認の時間を考えると、今日から十四日以内に書類を提出せよと言う。

「Y県からの協力要請も来ているので、書類提出後は速やかな対応の努力はしますが、書類の不備などによって修正や再申請も予想されるので、この日程をご理解頂きたい」と、半ば脅しとも言い訳とも受け取れる言葉を残して担当者は席を立った。

帰路についた吉村と浦辺の不安は来るときよりも増幅していた。吉村は車の中から島谷に詳細を電話で報告した。

浦辺事務長を中心に書類作成に入った。G厚生局とは何度か書類の差し替えや追加書類の提出などのやり取りを、電話やファックスで行った。

そのやり取りの最中の二月七日、G厚生局から一つの提案を受けた。本来ならば事前書類の提出後にS県に本申請となるのだが、とてもそんな時間的余裕がなくなってきたので、S県に直接本申請をして、県知事の意見を添えて本局へ提出してほしいとのことだった。先に知事の了承を得るという超法規的措置を示唆してきたのだ。しかも、この件をすでにS県も了解済みだと言う。もはや大町病院以上にS県、Y県、G厚生局のほうが事の重大さに躍起となっていることが理解できた。それほど特殊なケースで、G厚生局担当者が言っていた「間に合わないかもしれない」などと言える状況ではないほどY県知事もK市長も危機感を持っているのだった。

「どうしてもやり遂げなければならない本気度を持ってくれた」

と知って、浦辺は自らを引き締めた。

しかし、つまりは、こういうことだ。Y県を管轄するZ厚生局が下した坂本総合病院の保険医療機関指定取り消し処分が、Y県の医療行政に大きな歪を齎《もたら》すと判断したY県が、市民への医療危機を回避するためにS県とG厚生局に強く協力要請をした。

「自縄自縛……」

思わず口をついて出た浦辺だったが、それ以上深く考える時間の余裕もなく、すぐに頭の中から消し去った。

こうして、G厚生局と大町病院の新規法人開設のやり取りは、期限とされたギリギリの二月十三日に書類が完成した。郵送している時間もなく、翌十四日、浦辺が朝六時に車で出発し、片道三時間をかけてG厚生局に提出した。

しかし、すぐに書類内容を確認してもらうと、多くの問題点が見つかり、一旦帰路に就いて修正し、その後再びO市へ向かうという日帰り往復路の終了時刻は夕方十七時になっていた。

ところが、帰院するや間髪入れずにG厚生局から電話が入った。またまた不備の指摘を受け、その修正作業に思いもよらぬ長時間を取られた。ようやく修正が完了したとき、疲労困憊のなかで浦辺が見上げた事務室の時計の針は午前二時を指していた。仮眠をして翌朝六時には前日と同じようにG厚生局へ向けて出発する。

「これじゃ、通勤してるみたいだな」

と睡魔に襲われる頭の隅で浦辺は自嘲した。

翌朝、G厚生局に到着早々、膨大な書類の中から修正部分の確認作業を始めたが、新たな修正部分も発覚し、次から次へと添削・修正をこの期に及んでも繰り返す羽目になって、その日はそれに終始した。

さらに、Y県でなければ対応不可能な問題も見つかって、浦辺は携帯に手を掛けると前日からK市へ出向いていた吉村副理事長へ、Y県に対して速やかな対応と解決を依頼するよう迫った。

二月十九日、深夜からの雪が止まず、通勤時間になっても街全体が重々しかった。そんな憂鬱さを増長するかのように浦辺にG厚生局から連絡が入った。いくつかの確認事項や進捗状況の質問を受けた後、「最終期限として二月二十五日までに完成しなければ間に合わない」と伝えられた。担当者も自分の首がかかっているかのような声のトーンだった。自分の見えないところで多くの人が奔走している現実を浦辺は改めて認識した。

「でも、今日を含めてあと六日しかない」

外の天気とは無関係に冷たい汗が流れる。

この間、Y県では賃借人や登記簿所有者への同意書を取っている状況で、把握できない分、その進捗状況にやきもきしていた。

（待つしかない……）

二日後、二十一日に浦辺本人が「これで最後だ！」と思える最終書類をG厚生局に持ち込んだ。

そこで担当者からは、坂本総合病院の負債返済と新規融資についての具体的な計画に質問が出た。浦辺はその件に関しては十分に吉村との確認が取れておらず、正確な返答に困惑して一旦持ち帰ることにした。

そして三日後の二十四日、五度目となるG厚生局への訪問で、前回の質問に対する答えを用意していったにもかかわらず、何も尋ねられることなく「正式に承認されることになりました」と伝えられた。

拍子抜けするような、安堵が口から漏れるような息を吐き出し、浦辺は担当者に礼を述べた。

これにより、S県厚生部医務課も定款変更及び登記申請の書類を受理することになった。G厚生局から「事前申請は必要なし、直接本申請を」という特例を貰っていたが、結果的にはG厚生局に出向いて直接やり取りを交わしたことで事前申請したことと変わらない好印象を与え、申請書類提出後の承認がスムーズに進んでいったのだろうと浦辺は理解していた。

後に分かったことだが、Y県では、保健衛生部から県知事宛てに、毎日のように今回の進捗状況を詳細に報告していたようだ。最終的にはS県の協力もあり、三月四日にS県知事承認の登記が完了した。本来ならば時間的に絶対に不可能な広域法人化の流れが、両県の超法規的な裁量で成し遂げられた。つまり、K市と近隣の人々の生命を守る病院の閉鎖は免れたのである。

この超法規的な事務対応を目の当たりにして、理事長に就任する予定の秋田は有事の際の自治体の協力に敬意を表するとともに、事の重大さに身が引き締まる想いを感じていた。

すべての関係者がホッとしているのが想像できた秋田は、今後は、自分がそうした人たちの努力を含めてバトンを引き継ぐわけで、信頼される医療機関を目指して生まれ変われるように努力をしなければならないという一点に注目が絞られたことも認識するのだった。

二〇一四年三月四日、法務局にて登記完了し、十二日に保健所からの構造設備使用許可証を持って保険医療機関の指定申請をG厚生局に行った。毎月、十五日がその月内の案件の締切日であるために、本当にギリギリで月内の指定が下りて間に合ったのである。

Ｙ県とＳ県の超法規的な法人広域化の手続きが夢のように過ぎ、医療法人「爽風会」が新法人となった坂本総合病院開設が現実に誕生した。

理事長と事務長の出会い

今回、現場を仕切ることになるのは秋田理事長と斎藤事務長だが、二人の他に財務担当としてＡＭＰ社代表の中田、大町病院の吉村副理事長が加わる。

坂本病院の新理事長に就任する八年前の二〇〇六年末、秋田は埼玉県の北部に位置し、今や渋沢栄一の生まれ故郷として有名になった深谷市にある「むさし病院」の院長として一年ほどが過ぎていた。

数か月前の八月には秋田が推薦して勤務していた事務長が、病院のオーナーでもあるＴＭＰ社（株式会社東京メディカルパートナーズ）の命令で、秋田の慰留意向に反して辞任に追い込まれ（辞任理由は最後まで明らかにされなかった）、新たな事務長を公募した。

その際に、小さな病院の割には八名もの事務長職応募があり、書類面接で四人に絞り面接を行った。そのとき最初に面接したのが今回一緒に仕事をすることになる斎藤事務長である。

内幸町の帝国ホテルに隣接するYSビル五階に本社を構える新進気鋭の医療コンサルティング会社・東京メディカルパートナーズは、病院再生ファンドの運営に参入して間もなく、破綻した病院や介護施設の運営に参入を目論んでいた。秋田は医療経営の専門家の一人として二〇〇五年九月に執行役員として参画し、各地の経営困難な医療機関の相談業務に係る任務を担っていた。

秋田本人からすると、組織再生ファンドは病院の建て直しを目的とするが、診療報酬という全国一律の統制経済下にある医療機関の収益は、ある程度収入が固定化しており、多くの利益を望めるわけではないためにファンドには不向きだと考えていた。しかし、企業としての医療機関再生への参入は初めての試みであり、秋田にとっても新たな経験として捉えていた。

むさし病院は泌尿器科・透析と皮膚科を抱える特殊な専門病院で、院長松田晃明《てるあき》が泌尿器科と透析を担当し、副院長である松田景子医師が皮膚科を担当する四十三床の小さな専門病院である。

昭和五十三年に開設されたというから長く地元に根付いてきたわけだが、秋田が初めて二人に会ったときには既に離婚しており、それでも同じ病院で仕事をしていた。松田院長は病院を手放して老後の生活をゆっくり過ごしたいと考えて、ＴＭＰ社に病院を売却する交渉を進めていた。その事情は秋田には知らされていなかったし、秋田の知る由もなく病院はＴＭＰ社の傘下に既に組み込まれていた。

医療系の執行役員としてＴＭＰ社に参加してはみたものの、会社設立の目的と現状の仕事の内容に対して時間を経るに従い疑問が湧いていた。執行役員として十分な情報を知らされることも少なく、経営の核心に触れる話題もほとんど耳にしなかった。会議では、秋田の得意な医療関連の再生話というよりは土地買収の話や介護施設の新規開設案件ばかりが飛び交った。医者として赤字経営を続けている医療機関の相談に乗ることで自分の役割を存分に発揮したいと参画したのだったが、電話相談で済むような内容のみだった。

実際に秋田が経営に参加して力を貸すべき医療機関の再建物件はほぼ見当たらず、

それどころか会社自体の経営の不透明さも手伝って嫌気が差し始めていた。

むさし病院の後任の院長探しを考えなければならず、部下の担当者にその件を命じていたが、二か月が経っても一向に新院長を探している様子がなく、無駄に時間だけが過ぎた。秋田の会社での存在が疎ましかったのかもしれないと想像したのはずいぶん後のことで、当時はそんなことを思う余裕もなく、日が迫るにつれ、会社の中には秋田しか医師免許取得者がいない以上、秋田に院長としての白羽の矢が立つのは必然と感じ取って焦っていた。

会社を既に辞める決意を固めていた秋田は、やむを得ず一時的な院長になることで腹をくくった。


久しぶりの患者相手の医療は、やり甲斐を感じられた。会社が釈然としない理由で事務長を退職に追いやったのは秋田が院長となって半年後のことだった。その年の十月に保健所の監査が予定されていたので、秋田は院長としての責任を果たし、監査終了をもって十二月に会社と病院を辞める決心でいた。その頃に事務長の募集で斎藤と面談したのだった。

採用基準は明確だった。監査の経験者であるかどうか、近年の医療の変遷に関係者としてどんな想いを持っているのか。斎藤にもこの二点を尋ね、そして正直に自分が今年いっぱいで病院を辞める旨を伝えた。

斎藤は驚いたようで、「それは勘弁してください！」と言わんばかりに、自分の顔の前で手の平を横に振る仕草で秋田の言葉を遮った。

その後、数人の事務長候補と面接をしたが本音の話を聞けたのは斎藤だけで、事務長として俯瞰して物事を考えられ、広範囲の仕事に対して医療観を持って対処できそうな人は他にいなかった。結果、斎藤を新たな事務長に任命し、秋田は以後一緒に働くことになった。

就職してからの斎藤は、秋田が思っていた以上に仕事は早く、無駄も少なく、有能さを数日も経たないうちに確認できた。裏表なく働くので秋田自身もこの新事務長の仕事に対する一生懸命さと熱意に日毎に信頼を寄せていった。

オーナーのＴＭＰ社は、次期院長探しを完全に放置していた。会社に対してはますます嫌気が差してきていた秋田だったが、それまで病院として手を付けてこなかった診療報酬点数の加算を斎藤が見直し、施設基準を底上げする改善に尽力していく様子に辞職のタイミングをなくしていた。

スタッフとの軋轢もなく、余分な私語も慎み、黙々と仕事に徹している斎藤事務長の真面目さに感心している間に、気が付けば二年が過ぎていた。

優秀な事務長のおかげで経営も順調にまわり始めた頃、病院の運営会社であるTMP社がむさし病院の売買を考え始めているとの噂が秋田の耳に伝わってきた。二人は噂の真意を確かめることもなく放っておいた。

暫くして、むさし病院とTMP社との売買に関して、遡った時点での不透明な契約の経緯が発覚した。会社から依頼されていた税理士が架空の会計処理（内容は不明）をして、多大な損害を当院に与えた事実が表面化して、同時に税金の滞納など会社ぐるみの数々の不正にも関与していたことが明るみに出た。秋田と斎藤が与り知らぬ問題ではあったが、職員への説明に追われることになった。

これがきっかけとなって、会社は事業存続を諦めたが、秋田には、いまさらながらの感しかなかった。

しかし、秋田と斎藤は、親会社とは別に病院単独で生き延びる術がないものか模索を始めたが、いかんせん金銭の補助がない限り経営に支障が出る未だ発展途上の状態だった。個人的な伝手で投資家に行き着いても、ほとんどが法人格なので、社長の一言で決められるようなものではなかった。職員のことを考え、良い提携先や事業承継先を探してこの先も働ける環境を維持しようと、数多の医療関連業者や医療法人管理者とも面談を重ねたが、残念ながら労多くして功なく病院閉鎖に追い込まれることとなった。

それもこれも、本来ならＴＭＰ社が病院の幕引きをしなければならないことなのだが、なんと斎藤事務長が自分も退職するにもかかわらず、個人の時間を犠牲にして解雇手続きや辞職に伴う職員のさまざまな退職に関する手続き書類などを率先して整えた。最後まで法的な後始末のために数か月間にわたって病院の管財人と交渉を重ね、無事に終了してまさに完璧に仕事を全うしたのである。

その後、秋田と斎藤は、別々の医療機関で働くことになり、暫くはお互いに遠ざかったままになるのだが、月に一回ぐらいはお互いの情報交換を含めて、両者の自宅から真ん中の位置にある東京駅周辺の「居酒屋」で酒を酌み交わし、ストレスの発散をしていたのである。

六～七年が経った頃、斎藤は都内荒川区にある「医療法人新荒川病院」という三百床超の後方支援病院で事務長をやっていた。東日本大震災後には、地震による影響で起きた都内の停電や、病院関連施設での災害による障害に対して顔を出してマスコミのインタビューを受けている斎藤の映像を、そのときの秋田はB県U市で目にしていた。たしか、斎藤はかなり古くなった病院の建て替えの真っ只中の時期だと秋田に語っていたのを思い出していた。新病院計画の中心的メンバーなのだと笑っていた。

一方、秋田はむさし病院の後、福島県いわき市の老健施設を所有するクリニックへ移り、その一年半後にU市の民間病院に転籍した。理事長として医療・福祉施設の経営に参画していたが、三泊四日でU市に滞在して週末に帰京する往復の生活を続け、残った時間は健康診断医として自由気ままに働いていた時期である。

斎藤は後方支援病院の次期事務局長の道も約束されていたようで、「そうなると実質的に経営のナンバー2になるんだ」と、少し前に飲んだ際に聞かされていた。

そういういきさつもあって、秋田に五年間での坂本総合病院建て直しの話が本格化したときに、斎藤にこの話をしても無駄だろうと秋田は半ば諦めていた。

しかし、秋田は日が迫ってくるにつれて、幾度となくストーカーのように斎藤に電話をかけて、しつこく説得することになった。もちろん、良い返事を受け取ることはできなかった。

秋田が斎藤に固執するのは、今回の事案はとても秋田一人で完遂できるような安易な仕事ではないことを、十分過ぎるほど理解していたからである。温厚篤実な斎藤を、事務長として新法人で重用するしか与えられた任務の進展はないと秋田は思い詰めていたのである。

その頃、斎藤の勤める病院では法人内部の改革も進めていたようだ。斎藤は理事長とは率直な意見を言い合える仲らしく、病院の近未来組織を睨み、そして一方ではＹ県の新たな医療機関での展開と比較して、退職をも視野に入れて真剣な改革にまい進していたことが後になって明るみになった。斎藤の頭には、秋田と共にしたむさし病院での、当時のオーナー会社の予告なしの一方的な病院廃止通達や、健全経営移行途上での中途解雇、そうしたさまざまな無念さへのリベンジが根強く残っていて、秋田からの誘いに徐々に気持ちが傾いていったようである。

しかし当然、勤務中の病院の新築移転工事も気になる。新築の完成を自分の目で確かめた上で転職をしようかと一瞬頭を過ったが、秋田の「完成したら見に行けばいい」の一言で納得したようだった。

そして年明け早々に、秋田の誘いで一緒にY県K市に出向き、中田も交えて坂本理事長と対面をする機会が設定された。

会談が進むなかで、斎藤は余りにも医療制度を軽視した考えを言い放つ坂本理事長に呆れ、逆に「この病院を変えて、職員を救ってやる！」という気持ちが込み上げてきたと言った。同席した秋田や中田にも面談終了後もずっと憤懣やる方ない思いを吐露していた。

斎藤が一緒に仕事をしてくれれば秋田の腹の中は決まっていると判断した中田は、帰京後、副社長の筒井、島谷、斎藤の四人でAMPの本社ビルに集まり、「この案件は斎藤さん抜きでは成立しないし、秋田先生は斎藤さんが行かなければこの話は受けないと言っている」と迫った。もちろん、秋田自身はそんなことは知る由もなく、当の斎藤も予期しないほどの熱い誘いの言葉に尋常ではないほど悩んだと後日談として語ってくれた。最終的には秋田ともう一度仕事をしたいという願いが病院新築工事に勝って、とうとう遠いY県行きを決心したのである。

突きつけられた二十四条の規則

平成二十六年三月十七日の朝、秋田は理事長就任を間近に控え、K市にいた。新しい法人での出発が半月後に迫った月曜日。公式なのかどうか定かではないが、営業前の引き締めの監査の意味なのか、二度と同じような間違った行為をすることは許さないという新法人への特別の意図なのか、Z厚生局の担当者数人がわざわざ病院まで足を運んできた。講堂には役職者を中心に職員が集められ、新しい執行部に対する諫めの儀式が行われていた。

現場の新管理者である秋田理事長と斎藤事務長は初めて会う役職者たちの前で、前法人の起こした不祥事を二度と起こさないよう気を引き締めて運営をしなさいという厳しい口調のお達しを受けた。このような場でそこまでするのかと思うくらい、事細かに過去の行為を取り上げ、二人に向かって説諭した。多くの職員が在籍のまま移譲される看護部へは特別の指導もあった。

秋田と斎藤は、前法人と同じことをする考えなどないにもかかわらず、罪人を扱うかのような説教調の上からの物言いに苦々しい思いを感じながらも、静かに聞き入るしかなかった。

考えてみれば、前年の九回にも及ぶ適時監査も異常であるなら、今回の事前指導も特殊な気がするが、よほどZ厚生局が前法人から受けた裏切り行為に憤慨していることを改めて知ると同時に、二県を巻き込んだ船出の事の重大さと今後のZ厚生局と病院との上下関係を実感させられ、二人は身を引き締め直さざるを得なかった。

そして、特殊な事前・教育監査は、新しく希望に満ちた雰囲気などとは真逆の気持ちの中、終了したのである。

二人と中田を含む三人はその日の午後、新生坂本病院の事業譲渡の挨拶のため、初めて会うことになるK市の医師会長を訪ねた。すでにさまざまな事情を把握している医師会長からは「いい加減な気持ちで経営をするのはやめてほしい！」と雑談を重ねた最後にくぎを刺されることになり、恐縮の体で聞き入ることとなった。


秋田は四月二日に満開の桜を見ながら三度目の現地入りを果たした。

その日は理事長就任初日でもあり、総務課職員の運転する黒塗りの公用車レクサスに空港から乗り込み、同行の中田と二人で病院へ向かった。

事務長の斎藤は、二日前の三月三十一日、年度最終日まで東京の前病院に勤務し、仕事を終えたその夜に現地入りしていた。そして、昨日からすでに職員の面接を始めていたのだった。

職員への理事長就任挨拶が、午後〇時半から病院の七階大講堂で行われる。病院全体の九五％の職員がそのまま旧法人から新法人へ転籍移譲が許されたため、職員同士は馴染みのメンバーで新たな出発をすることになっていた。

秋田は初めて顔を合わせる職員たちがどれくらい集まるのだろう？　と気にしていたが、昼休みでもあり、二百人近くが新理事長の登場を待っていて、立ち見の会場はほぼ満員となっていた。

「仕事の影響が少ない職員の半数以上が顔を出したようですね」

斎藤から耳打ちされると、今回の事の重大さを職員一人ひとりがひしひしと感じている証なのか、新法人の経営者の顔を一目見たいという物見遊山な気持ちなのか、今後の病院の方針はどうなるのかという期待と不安感で集まってきたのか、秋田の頭の中では彼らが思い描いているであろうさまざまな光と影が交錯した。

まずは前法人理事長の挨拶だった。重苦しさをなるべく軽減するかのように、簡潔に形式的な挨拶に終始すると、壇上を降りた女性の前理事長は講堂に留まらず、足早にそのまま出口に急いだ。

その後ろ姿を確認した総務主任である司会者がおもむろに「新法人『爽風会』の秋田新理事長の御挨拶です！」と空気を換えるように高いトーンの声で紹介した。

秋田は壇上正面に置かれた大きな演台の前へ進むと、ゆっくりと全ての人の視線を感じながら、二十センチほどの高さの台に登り、深々と頭を下げた。顔を上げ、軽く全体を見渡すと「皆さん初めまして」と、やおら語り始めた。職員たちは拍手をして良いのかどうか戸惑いながら、秋田の言葉に耳を傾けていた。

秋田が挨拶のなかで強調したのは、長く医療機関に関わってきた経験から構想する、官僚的な縦割り組織の弊害を打破し横の連絡を密にする院内の改善計画についてであった。医療事故などの危険と隣り合わせの現場には、近年盛んに言われているチーム医療が必要だが、スムーズに成立しないという現実も秋田は知っていた。

旧来の医療機関では、患者に対するさまざまな専門職が部署本位となって、患者の全身把握が疎かになる「木を見て森を見ず」状態が深刻化していた。患者は担当医だけの責任に押し付けられ、医療のポテンシャルから捉えると患者はそれから取り残されているのではないかと秋田は懸念していた。患者に関わる縦方向の一方通行型の伝達にも疑問を抱かず、それが病院の当たり前の姿であるかのように医療者自身が感じていた。

しかし近年、臨床現場では看護師は言うに及ばず、臨床薬剤師、リハビリスタッフ（PT＝理学療法士、OT＝作業療法士、ST＝言語聴覚士）、臨床検査技師、MSW（メディカル・ソーシャル・ワーカー）、臨床工学技士、管理栄養士といった人々が一人の患者を中心にそれぞれの専門性を持ち寄ってチームとして関わり合い、重層的で多様なチェックが可能になってきている。

秋田が望むのは、一人の患者に関して各部署が互いの情報を密に伝え合い、連携するという当たり前のオペレーションだ。それが当院ではどこまでできているかという検討がなされていなかった。そのため、横の連携はコメディカルスタッフの重要なコミュニケーションであることを、最初に伝えたかったのである。

当院が十分にその医療チーム機能が果たしていけるかどうかという点に秋田は興味があったし、これからのことを思えば必ず実行していかなければならないことであると強く感じていた。医療機関が何よりも重視すべき医療事故の防止のために、患者中心の横の連携チームの充実を認識してほしかったのである。

自分の仕事を終わらせることを最優先すると、患者の情報を誰かに伝えてしまえば責任が自分から離れて気が楽になると考えがちだ。それは連携ではなく単なる申し送りの伝言ゲームにすぎず、医療事故防止の機能としては弱い。スタッフ同士が上下関係なくフラットな気持ちで大切な患者を診る視点、そして各部署の患者中心の多目的な情報共有が医者や看護師の重荷を救い、技術や医療者意識のステップアップにつながる。これこそが医療事故を減少させる最良の手段だと秋田は強調したかった。

チーム医療の一番の非協力者は、残念ながら組織としての教育を受けていない多くの医者だ。最近の病院内のコメディカルを中心とした医療スタッフは、医者を除いては積極的にコミュニケーションを取る病院も増えているようだが、依然として医者は自分本位でチーム意識が希薄だと言わざるを得ない。

意識を変えるのは難しい。ましてや因習を敢えて刷新してこなかった保守的な部署の多い医療機関では改善には時間がかかり、即効性に欠ける。

そのため、若い事務スタッフに新法人の考え方・方針を教育して育てるしかないと本気で秋田は思っていた。特に新卒であれば、病院とはどんな組織で何をやっているのかを入職前に知っている人間はほとんどいないはずで、〝優秀な何でも屋〟を自覚させて、積極的な業務への参加と、いち早い病院の全体像の把握を促すことは、将来的には優秀な事務長への道でもあると確信していた。医者は専門的であっても、事務部門には俯瞰的な目を持った総合力の高い人材が求められるのだ。「運営」という立場からはスペシャリストとゼネラリストが車の両輪として必要だった。

常に気持ちよくリズミカルに働く頭脳と技と機転を若いときに身に付けることが将来の自分も組織も助けていく。そんな事務職がフレキシブルに仕事をしている病院こそが、理想的な病院運営だと近年強く実感していた秋田は、事務職員全員だけに居残ってもらって、健全な病院運営には事務方が駆けずり回ることが重要で、それが媒介となって各部署間のコミュニケーションも活性化して、安全性の高い病院になり得ることを力説した。

理事長交代式であるかのような就任披露で終わらせてはもったいないと考えた秋田が敢えてメッセージした本心でもあった。

翌日以降、秋田と斎藤はそれぞれの社宅から通った。二人とも慣れない地域で緊張感の続く日々が始まった。

そんな四月半ばのある日、再びZ厚生局担当者から連絡が入った。管理者として秋田、斎藤、中田が、新法人でも事務をそのまま引き継いでいた大川秋枝総務課長の運転でZ厚生局へ向かった。

車はK市内から高速道路に入り三十分ほど走ってインターの出口を降りた。街中へ入りしばらくすると、Z厚生局が入る五階建てのビルに到着した。

通された一室で待っていると、二人の担当官がやってきて、上席と思しきほうが大川に向かって「貴方は外で待つように」と、抑揚のない冷静なトーンで指示した。残った三人は、お互いに顔を見合わせるだけで、一瞬にして生じた緊張感と淀んだ空気に包まれるしかなかった。

席に着くように促した二人の担当官は、今後の改善計画、施設基準の順守、坂本総合病院勤務医師への指導など、前法人の指導の甘さを指摘した。前回耳にしたことの重複も含まれていた。二度と過ちが起きないように指導することを重ねて求められた。

その後、厚さ五ミリほどの小冊子が三人に配布された。担当官が示す「大事な項目」を一つひとつ確認していった。

（自動車免許更新の講習会みたいだな）と秋田は思っていたが、顔に出ないように気を引き締めた。

その小冊子の表紙には、「保険医療機関及び保険医療養担当規則」と書かれていた。通称「療養担当規則」と呼ばれるもので、保険医療を担う医療機関が守るべき規則が全二十四条記されている。

これが保険診療を行う際の基本的な約束事で、新法人でもこの二十四の規則を守っていけよということだった。前法人はその約束事を守らなかったことを再認識させ、新法人の管理者たちにくぎを刺す目的だったのだ。

まるで三人を諭すかのような説明の仕方で、重要な項目について確認をしていく担当官の顔をチラ見しながら、「こんなふうに子供に言うように、嫌がられるくらいに何度も念を押すのが彼らの仕事なんだな」と秋田は不承不承うなずいた。

そして、大川の同席を拒否した理由も悟った。彼らがこれほど真剣になる「療養担当規則」を平気で破った前法人の代表者の娘であり管理者の一人でもあるということは、彼らからすればA級戦犯の一人に位置づけられるのだろう。

さらに、前理事長の親せきである現院長の藤田恵一が、前法人でも院長であったことが問題視され、新法人では経営に関しては代表権も責任もない院長であるようにとの指示が出された。院長の代わりが見つかるまでの当面の間は仕方ないが、早急に見つけるよう担当官は三人に言い含めた。

外で待つ大川課長のことについては、着任して日も浅い秋田や斎藤からの要望として、地域との間に立って情報共有や連絡などに有益であるため、暫くの間協力してもらうことでZ厚生局と合意をしたものの、Z厚生局のホンネとしては今すぐにでも排除してほしそうな雰囲気を、言葉には出さないがあからさまに感じた。

二回におよぶ戒めにも似た指導によって、走り始めた途端に息の根を止められた感がしなくもなかった。何もしていないなかで注意喚起をされる胸クソの悪さと、新参者に対する威圧的な態度への違和感と、今までの組織と同じレッテルを最初から貼っているような態度に、「疑ったことが大きな間違いだった」と近いうちに思い知らせてやりたいと復讐心にも似た想いに秋田は駆られていた。

しかし、そうは思うものの、どんな結果になるかは秋田自身にも皆目見当が付かない。一旦〝死の宣告〟を受けた医療機関は中途半端な蘇生法では生き返らないことを秋田は重々知っていたので、経営者としての最大の努力と最善を尽くすという強い覚悟と固い決意で自分を奮い立たせた。

「想像以上の荒波だな」

風音だけでひるんでしまいそうになる自分を鼓舞するために吐いた言葉だったのだが、率直に言えば、腹の中は「生き直し」の覚悟だった。

第二章　組織は理念と人で動く　一年目（二〇一四・四～二〇一五・三）

〝乗組員〟たちの掌握

「あ、あの、私、うまく話せるか分からないんですけど……」

「緊張しなくて大丈夫ですよ。単なる顔合わせと思ってください」

事務長の斎藤は四月一日の朝から前法人の主任クラス以上の面接を始めた。その意図は、前法人の体質や考え方を把握すること、埋もれた優秀なスタッフを発掘すること、職員の名前と顔を早く覚えることだった。

法人譲渡が急だったこともあり、秋田や中田からの事前の現場情報もほぼないに等しかった。例えて言うなら、太平洋上でプカプカと浮かぶ怪しい古い船にどの程度の機能とエンジン（医師ら）が積まれているのかも確かめずに乗船し、動くと進むのかそれとも沈むのかの判定もできないまま舵を握り、周囲との距離を測りながら（近隣医療施設との摩擦を考慮）船の機能や機嫌を損ねないように気を配ってそっと進むようなものである。

　他船とぶつからないように、沈まないように、用心しながら恐る恐る荒波を航海し、目的の港（健全経営）に向かって舵を切っていくしかないのである。無事に航行するのは当たり前で、その大役を担う船長の秋田にとっては、さまざまな事情（大幅な債務）により当分新規の船（借金は不可）には乗り換えられず、早急に摩耗（古くなった）著しいこの船の状態を掌握して、少なくとも傷みかけたパーツ（重要個所）だけでも取り替えるのが急務であった。その船の損傷状態を斎藤は面接によって掴もうとしていたのだ。

　まさに〝騙し騙し〟という言い方がふさわしかった。船長だけが代わったのだから、この船の成否はひとえに船長のかじ取り次第ということは明々白々だった。しかも、動き出すまで動くのかどうかさえ分からないという船を。

　古い船体とエンジンとの微妙なバランスを考慮しながら、乗組員全員の能力や実態を徐々に把握しながら恐る恐る大海原をわたっていく。全ての機械のパーツにも乗組員の動きにも目を配りながら、不安と疑問を抱えていても絶対的な目標は仕事柄、「安全第一」。

船を操る秋田と斎藤の覚悟、自信、能力、行動、知恵、知識などの総合的な過去の経験と見識が必要とされる。想定外の事変にもそれらを駆使して臨機応変に対処して、これから遭遇するであろう嵐や逆風や高波を乗り越えなければならないのだ。

同時に、新船長の指示が末端の乗組員にまで行き届かないような組織では、航海など程遠い。そうなると生き延びられる可能性は限りなく小さくなる。

しかし、問題は指示を受けて保身のために思考停止になるような船員は乗組員全員の命を危うくする。前法人は理事長トップダウン方式の専制君主組織であったとの噂だが、理事長の「カラスは白いのよ」を受けた職員は否応なく「カラスは白い」と斉唱し、組織ではなく自分を守るためにそれ以上考えなくなってしまう。

にわかには信じられない会話だが、財務課長が「今月は赤字です」と理事長に報告すると、すかさず「私は赤は嫌いなの。どうにか黒にしなさい！」と理事長は命じたという。怖いのは、そのような〝人工的〟な土壌で育った役職者やスタッフの中で秋田や斎藤の期待に応えられる資質を持ち合わせている者がどれほど存在しているのか未知であることだ。長年身体に染みついた因習は、良くも悪くも簡単には切り離せるものでもない。このままの人材で進んでいいのか、それとも早急に大幅な入れ替えをしなければいけないのか、その正当な人事掌握を急がなければならなかった。

その意味で有事体制であると言えた。意外なダイヤモンド（人材）を早急に見つけ出すことは、二人にとっては大切な仕事の一つであると同時に、楽しみの一つでもあった。

斎藤は面接結果を、逐一秋田の耳に入れた。特にリハビリ・スタッフ（以下「リハ・スタッフ」）や医事課を中心に有能な人材を探していた秋田は、リハ・スタッフは真面目で使える人間が多いと聞いて安心していたが、医事課だけは事務長のお眼鏡に適う人材が見当たらなかった。

給料明細書に同封した手紙の意図

四月から五月にかけて行ってきた主任以上の面接結果の報告を斎藤から受け、秋田は旧法人と新法人の考え方の違いや慣習・文化の違いを職員にどのように伝えて行くかを考えていた。

五百人を超す職員に対して、法人が変わったということがどんなことなのか、何を変えなければならないのかを、身をもって分からせるにはどうすることが効果的なのか、秋田と斎藤は連日語り合った。

組織の意向で人の意識が変わることなどないと秋田は理解していたし、何事も時間がかかると認識していたので、毎月の給料明細書と一緒に新理事長の想いを手紙として同封することにした。

当初は、一方的な押し付けとも受け取られそうなこのメッセージが受け入れられるかどうか危惧したが、最初の六月のときは、それまでの明細書とは違う厚さの封筒に何かを期待するかのように、中身を開けてみる光景があちこちで見られた。が、開けた後に、「なーんだ！」とそのままポケットに無造作に入れる者もいた。中には、病院の今後を占う意味でも興味を持った職員もいれば、読んだ感想を心の中で感じ入るスタッフもあったり、メッセージを読んで理事長の改善方法に異を唱える輩も出てくるなど、この明細書同封の手紙は各人各様の受け取り方が見られた。

秋田の期待と不安を超えて、この手紙大作戦には思いの外反響があり、目先のサプライズ以上の効果はあったようである。

その後、一方的な理事長からの手紙だけではなく、スタッフのほうから病院に対する想いや不満などを直接吸い上げるツールがあってもいいと考え、「改善意見箱」と称する箱を職員の更衣室近くに設置して、管理者側（経営側）に対する意見を無記名（記名も可）で投書してもらうようにした。旧法人とは大きく違うことを実感するツールになれば、という秋田の日論見でもあった。秋田の大事にしている労使の相互通行の扉が開かれた。

設置初期の頃はさまざまな想いが堰を切ったように改善箱に投入された。

「〇〇部はいつも仕事が遅いから迷惑だ」
「患者さんで理不尽な要望ばかり言う人がいる」
「せっかく新体制になったんだから給与は上がらないのか？」

など無記名だから言えるようなことから、自分の医療理念を披露したようなものまで多岐にわたった。

これらのさまざまな要望に関しては、職員からの数多の意見を全て汲み上げて、似たような意見を大まかに篩い分けしてまとめ、後に翌年二月の明細書に同封して回答した。

要望書には、上下関係にある上司の個人名と行動、言動、尊敬できない行為やパワハラの類など部内で処理されるべき問題提起も一部あったが、秋田は客観的な立場で秋田個人の回答を書き記した。

職員数に勝る看護部の意見や要求が当然多かったが、看護部の現組織の在り方に対する不満や要望は比較的少なく、明細書に同封して配る前に看護部長の承認を得て他の部署の回答とともに明細書に同封した。事業譲渡後すぐの混乱期に見られた理不尽な要求や不安などはしばらくすると見られなくなった。

職員全体のさまざまな意見や要求を早い時期に知ることは、この時期秋田にとっては大変重要であったし、早急に回答・解決する真摯な行為は、スタッフの信頼を得ることにもつながるので、その後の労使双方の協力関係にプラスになったと理解している。

新法人の管理者は不満に耳を傾け解消する意思がある。そう感じてくれなければ経営側の言う言葉など真剣に聞くスタッフがいるはずはない。

聞くところによると、特に若い職員は親に手紙を見せることが多いらしく、秋田が耳にしたスタッフと家族との会話では、理事長の手紙を父親が読んで、「このような理事長がいる病院に入職できて良かったなー！」と言ったという。家族が安心できただけでなく、秋田にとっても安堵感を得られた瞬間だった。

職員とその家族が目を通したとすると、千五百人から二千人ほどが読んでいることになり、たかが明細書同封の手紙とはいえ無責任な書き方は控えなければと、秋田は改めて身を引き締めた。

手紙の内容は毎月のことなので飽きられないように配慮し、医療経済や医療にまつわる最近のトピックスなどはもちろん、スタッフへの叱咤激励、理事長としての病院への想いやスタッフの健康促進、自分自身の最近の健康法、世の中の情勢への見解、国内外の政治・経済状況のポイント、身近な話題、などを文章にした。時折スタッフと飲んだときに手紙の内容で盛り上がることも一度や二度ではなかった。

スタッフと理事長との距離を縮める目的で始めた手紙ではあるが、職員としては自分の所属する組織が何を考えて運営されているのかを分かることが何より安心であり、嬉しいし、自分たちが組織の一員なのだという強い一体感や空気感が得られ、職員同士の絆へと発展する。それだけでも、徐々に何かが変わっていく期待感が院内に生まれ始めたのである。

その後、手紙は一年間毎月継続したが、二年目にはスタッフが少し飽きが来た可能性もあると考え、マンネリ化を危惧して半年ぐらい一旦中止してみた。しかし、必要な出来事や伝えなくてはならない重要な連絡事項が生じたときには、適宜明細書に手紙を同封した。職員の中にはこの手紙を丁寧に保存している者もいて、スタッフとの交流は思ったよりもうまく運んだと秋田は感じている。

この手紙の延長線上で、賞与の支給時には斎藤事務長発信の手紙を添えたこともあった。

医事課の改善を急げ！

国民皆保険下にある日本全国の医療機関では、一か月の診療報酬を纏めて請求しなければならないシステムになっている。例えば、今月一か月間の診療内容を翌月の一〜十日までに診療報酬点数表での算定要件や記載要綱に基づいて作成したレセプト（診療報酬請求書）として審査支払機関に提出する仕組みになっている。

審査支払機関は、保険者の代理としてレセプトの内容を精査し、医療機関から請求された医療費を支払うかどうかを判断し、患者名や保険者番号、資格喪失などの事務点検などさまざまな事務的・医事的な総合チェックを行い、結果、診療報酬が二か月後にレセプトを提出した医療機関に振り込まれるというシステムだ。

医療機関が提出したレセプト記載内容に不備や誤り、診療内容についての照会・資格喪失などがあると、提出したレセプトは医療機関に戻され、指摘事項の正しい内容に修正すれば、審査支払機関に再提出が可能となる。これを「レセプト返戻《へんれい》」という。事務的な過誤である「返戻再請求」を病院が怠ってしまうと請求分が丸々入って来ないので、病院事務を預かる者は気を付けなければならない。

「レセプトの査定」では医療機関からの請求内容に関して過剰あるいは不必要な検査、薬、治療が判断される。これによって「増減点通知書」が提出した医療機関に送付されて、査定内容の通知とともに請求の増減額が通達されるが、この場合ほとんどは減点対象となる。つまり、診療内容が不適切と判断されれば、査定が行われ減額されるというのが一般的な査定の仕組みである。

これに対して医療機関側は、審査結果に不服がある場合には、再審査請求ができる。

事務的なミスの手続きにより返戻になると診療報酬の返戻分の振り込みが遅れるの

で、数的な量によっては経営に影響が及び、医事課職員の適切な対応が強く求められる。

査定は、医師の診療内容に対する審査も加味されるので、医師の診療行為に対する審査、医師の能力に起因する問題で間違いを指摘されたら医事課職員が何らかの形で医師にその間違いを指摘しなければ、放っておくと将来にも同じ間違いを続けることになり、金額によっては多大な迷惑と損害を組織が被り続けることになる。

経営譲渡にあたって、デューデリジェンス（組織の事前調査活動）の時間はほとんどなかったが、斎藤が一部の資料に目を通した実感としては、坂本総合病院の大きな弱点の一つに医事課の能力不足が疑われた。診療報酬が医療機関の収入のほとんどであるのに、医事課の医事能力不足や勘違い、ミスなどが原因で請求できないケースや減点が生じると、経営に大きな支障を与えることは明白である。だから返戻と査定にはよくよく気を付けなければならないのだが、目にした資料の中で最悪の月には二〇〇万点（二千万円）もの診療報酬の算定漏れや減点が確認できた。

「これじゃあ、回らなくなるに決まってる。なぜチェックできなかったんだ？」

過去のこととはいえ、斎藤には現在の自分の身に降りかかった問題のように冷や汗が浮かんできた。

どんな医療機関でも完璧ではないので、誤記や返戻による再審請求の必要なレセプトがある程度は返されてくる。しかし、医療事務能力の高いところは返戻や再審請求の数はやはり少ない。医師の治療内容の不備や理屈に合わない治療に査定の原因がある場合も多いので、経営者は医療現場にも医療事務にも十分な認識を持って対応しなければいけないのである。そして、医事課スタッフが二度と同じ間違いを起こさないためには、再審請求が認められなかった案件については、治療に関わった医師に査定の事情を説明して、医師にも協力をしてもらいながら組織全体で過ちを減らす意識を持たせなければいけない。

坂本総合病院の場合、資料から判断すると提出時点でのミスが多いように感じられ、医事請求に関する基本的な問題を抱えているのは確かだった。根底から医事請求システムを鍛え直さなければならないな、と斎藤は思った。

返戻・査定は一〇〇%回収が一番素晴らしいことだが、現状の診療報酬の審査システムにおいてそれはあり得ず、現実的には収入の一～一・五%以内に減点を抑えられればよしとしなければならない。仮に二億円の診療報酬の申請であれば、二百万～三百万円の返戻・査定なら許容範囲内ということになる。しかし、前法人では月に一〇%もの未回収の返戻・査定があった。いわゆる〝笊《ざる》〟状況で、これでは健全な医療経営には程遠い。現代の医療機関では医事課の能力アップを達成しないと健全経営を成し遂げられないのである。

そんな恥部を事前にある程度は推測できたので、斎藤は秋田に詳細を伝え、お互いに気を付けていくことを確認し合った。

その秋田は、理事長就任から数日後、品川に本社を置くS社に連絡を取った。診療報酬の申請ミスを減少させることも含め新理事長としての最優先課題である医事業務の改善全般を、診療報酬請求業務の代行事業や医療スタッフの派遣などを行うS社の現会長・大倉恵三に相談するためだった。

大倉との付き合いは、秋田が横浜で初めて病院の理事長兼院長を務めていた頃に始まる。当時、世間は医薬分業の創生期で、薬局以外の医業関連企業がこぞって病院前の薬局の出店を図っていた。S社も従来の医事業務とは別に新たな戦略事業として院外薬局の設立を計画していて、その担当部長が現会長だった。地元の同業者のパーティーで知り合い、秋田よりも少し年上で、筋を通さなければ気が済まない性格が共通していると分かってくると、妙に気が合って、しばしば飲みながら医業談議に花を咲かせた。

が、それぞれの事情に翻弄される時期が続いて次第に縁遠くなっていたのだが、年賀状のやり取りだけは続け、お互いの紆余曲折を頭の隅に置いていた。

久しぶりの電話にもかかわらず、

「おお！　元気か？」

と、喜んでくれた。

「年賀状には『またまた難問が与えられました』としか書かれていなかったけど、どこにいるんだい？」

秋田は簡潔に説明して、相談に乗ってほしいと電話越しに頭を下げた。

大倉は快く承諾してくれた。

翌々日の午後、秋田のほうからS社を訪ねた。

坂本総合病院の件は大倉も当然知っていたが、「その後、どんないきさつがあったのか」までは当事者ではないので知る由もなく、秋田は経緯をかいつまんで説明した。

そのうえで、「ご相談というのは……」と、診療報酬の大量の垂れ流しに少しでも歯止めをしたいという想いや、そのための医事業務改善策に苦慮していることなどを正直に語った。もちろん、Z厚生局からの厳しいプレッシャーも含めて。

自分の問題でもあるかのように口を真一文字に結んで最後まで黙って聞いていた大倉は、「分かった。早急に支店の責任者を向かわせよう」と約束し、その場で担当者に電話を入れてくれた。

「三日後でも大丈夫かな？」

秋田がうなずくと、電話に向かって「じゃあ頼んだぞ、俺の親友で恩人だからな」と念を押してくれた。

S社の担当者は感じの良いベテランだった。いずれは大倉の近くで経営の中枢に入っていくのだろうと思わせて帰っていった。

「可能なご支援はすべてやらせていただきます」

さまざまな医療機関の裏側を知り尽くしているS社のベテラン社員の一言は心強いものだったが、ただ、〝負の遺産〟を数字で見て、「一気に改善されるものではないと思われます」という率直な意見は、分かっている厳しさを再認識させるものだった。

「薬剤や物品のコストカットはもちろん、スタッフの派遣と現場教育を実践していくこと」が直近の課題であり継続案件でもあると担当者も認識し、情報の提供や具体的サポートを約束してくれた。

担当者と話をしながら、秋田の頭の中には、この医療事務の問題は経営の根幹を揺るがす重大なインフラ整備であると同時に、解決が付かなければ経営者として「無知」のレッテルが貼られる。自分の人生を決定してしまうほどの重大事なのだと悟って、打ち合わせテーブルの下の足が小刻みに震え始めた。

同席した斎藤事務長も自分の〝敵〟を確認し、

「前から思っていたのですが、やはり必要ではないかと思って、ご相談があります」

と言ってきた。

斎藤は、過去の在院日数の算定方法に疑問を抱いていた。厚労省が指導する本来の在院日数と比べると、当院の患者の入院日数は非常に長い印象があった。もし、そうであるならば利益を目減りさせる重大な原因になっていると言わざるを得ない。

しかし、詳細な実態が把握できたわけでなく、過去に遡って患者一人当たりの入院日数と診療報酬を算出しなくてはいけない。
が、事前調査の時間がなかったことから、「前に」走りながら同時に「後ろ」を洗い直す、という二刀流を用いなければいけないのが現実で、それが経営の改善に遅れをもたらすことを斎藤は懸念していたのだ。

もちろん秋田もその気持ちは同じで、しかし、斎藤以上に現場改革に情熱を持っている人材もおらず、斎藤に頼るしかないことで自責の念も抱いていた。そのためにS社に改善の支援を依頼したのだった。

斎藤が「ご相談が……」と言って話してくれたのは、以前働いていた東京・荒川区の病院で今も医事課長をしている鶴田という男が、斎藤と一緒に仕事をしたいと言っている。ひいては当院に医事課長として就任し、斎藤の下で急務の課題処理に当たらせたい。要約するとそんなことだった。実力も人柄も斎藤が太鼓判を押すほどだから、秋田としても喜ばしい限りだった。

もしそうなれば、秋田が就任直後に依頼していたS社の緊急指導体制から新しい医事課長へバトンが受け継がれ、最優先課題の弱体医事課体制から脱して、一般レベルの医事課並みになれるかもしれない。

秋田は旧法人で経営の根幹を揺るがしていた根本課題が解消されていく可能性を感じて、ひとまず胸を撫で下ろした。

明らかになった衝撃の事実

一か月後、斎藤の片腕となる新しい医事課長の鶴田が就任した。

斎藤は早急に二人で在院日数の精査を本格的に始めた。寝食を忘れ、という言い方が大げさではないほどの様子を理事長としての目で見ながら、「すべてはこれで暴かれるはずだ」と秋田は思っていた。

結果、二十一日の平均在院日数に遥かに遠く、施設基準の10：1（患者数：看護師数の比率）入院基本料の看護職配置条件も満たしていない事実に突き当たった。これまでZ厚生局から在院日数の間違いの指摘を受けたことはなかった。Z厚生局が疑っている様子もなかった。初めて明らかになった事実と、厳しい監督者であるZ厚生局の無視との間に立って、秋田はどのように報告するべきかを熟考する時間が必要だった。

斎藤は斎藤で、この事実を知って一つの覚悟をした。新法人の四月から六月までの診療報酬は、前法人のときの誤った診療報酬の算定方法を引き継いでいたため、図らずも過誤請求となっていたことをZ厚生局に正直に開示して、過剰分の自主返還の意思を伝えなければならないと思った。

ただ、個別指導の際には看護師数と看護補助者の問題は煩く指摘されたが、在院日数に関しては指摘された記憶がない。秋田に確認しても同じ答えだった。

だからといって放っておくわけにもいかず、斎藤は鶴田を伴って、謝罪と過剰申請した診療報酬の自主返還要請にZ厚生局に出向いた。

Z厚生局の担当者は、鳩が豆鉄砲を食ったようなキョトンとした顔を見せた。そして、その場で慌てて手持ちの資料を確認していたが、在院日数に関して調査した書類はなく、斎藤から手渡された詳細な数字を見て、自分たちの失態を見て取ったようだった。

この一件で、スタート当初から疑いの目を持ってくぎを刺していたZ厚生局に、斎藤らが本気で病院立て直しのためにやってきたのだという印象を植え付けた。優先したのは利益ではなく正義感で、それに基づいた申し出は少なからず信用を与え、病院改善の具体的な姿を示したと斎藤は感じていた。

在院日数における診療報酬は、一般病棟入院基本料の施設基準により当時は7：1、10：1、13：1、15：1の四種類に基準が分かれていた。高度医療を提供する7：1の看護基準の場合は、十九日以内の在院日数が決められており、当院のように15：1だと7：1の入院基本料の約六〇％しか算定ができないので、一番安い点数（六〇〇点ほどの差）に抑えられることになっていたことになるのだが、Z厚生局はそちらにばかり目が行き、在院日数についてはあまり重要視していなかったのか、信用していたのか、10：1の施設基準が正しいかどうかだけの確認に終始していたようである。

斎藤と鶴田は診療報酬に関連する誤記の話を付け加えた。入院患者の希望で外科医師が丸山ワクチンを接種したことがカルテから判明したのだが、丸山ワクチンはあくまで自由診療として各医療機関が対応しているのが一般的で、保険用カルテと区別して自由診療カルテに記載しなければならない。しかし、その自由診療分を診療報酬の対象として申請し、受領していたことが判明した。該当する治療費の全てが返還対象だった。

本来、丸山ワクチン接種の希望者は「治験」として扱われている。治験として引き受けてくれる注射が可能な「かかりつけ医」を探して、その後は本人か家族が「丸山ワクチン療法センター」に出向きワクチンを購入するシステムになっている。病院の担当医師は患者側から委託されて接種する仕組みのため、与えられたワクチン注射の接種期間の状況や症状、副作用などを指定された書類に記入し、次回のワクチン継続の有無をワクチン療法センターの専門医師と相談のうえで次のワクチン購入ができるのである。

一事が万事、このように診療報酬に関する基本的な知識が旧法人の医事課には欠けていたのだ。信じ難いことだが、この程度の知識の下で医療経営が行われていたことになる。今回の「保険医療機関指定取り消し」の理由の一つに「虚偽の届け出を長期間にわたって漫然と繰り返し、高額の診療報酬を受け取っていた事実は重く、最も重い処分に相当すると判断した」とあるが、まさにこの丸山ワクチンの取り扱いも含めて、医療機関としての体をなしていなかったと言われても仕方のないことだと現場を知るにつれて納得していった。

今後も想定外の〝地雷〟が残存している可能性は高く、どのように危険を回避して処理していくか、その都度、対処していくしかなさそうだということを秋田と斎藤は頭に入れながら、それが一刻も早く終了するように願った。

管内の救急出動の半分を

救急医療施設は、対応する内容によって三つに分けられる。

一次救急とは、一般の開業医でも対応可能な症状や病気で、入院の必要はなく、帰宅可能な軽症患者に対して行う医療行為をいう。

二次救急施設とは、二十四時間体制で救急患者の受け入れが可能な施設で、手術を含めた入院治療が提供できる医療機関である。

三次救急施設とは、一次や二次では対応できない重症・重篤な症例に対して行う医療であり、命に関わる状態や意識障害などがあると判断されると救急救命センター、高度救急救命センターなどが対応する。二十四時間体制での救急患者の受け入れと教育機関としての役割も併せ持つ専門救急施設である。

二次救急は減少傾向にあるが三次救急は年々増加傾向にある。

新型コロナウイルスの発生と拡大は想定外の出来事であったが、当初、これほどの重篤な感染症との認識がなかった時期には国も自治体もその対応に苦慮した。徐々に、過去には経験したことのない未知の危険なウイルスであることが判明すると、それに対応可能な医療施設が少なかったために、急遽、病室を変更したり、新たな感染症施設を増築したりした。今後は未知の感染症に対する専門病院も必要になる。人手を要する医療行為であるため、一般の病院では手が掛かりやりたがらない医療機関も多いだろう。診療報酬が感染症に優位な内容の改定になれば取り扱う医療機関も増加するのではないかと推測する。

話が逸れてしまったが、秋田が理事長を引き受けた時点ではすでに二次救急指定病院として救急患者を受け入れる態勢にあった。その役割として二十四時間体制での受け入れの順守と、手術や入院の充実は財政の挽回には貴重な手段であることは明白だった。しかも、消防署に尊ばれ、開業医に感謝され、近隣の患者さんにありがたがられるという三重の喜びを味わうことができるのだ。これに勝る直接的で効果的な経営改善要素は他に見当たらない。秋田は、そう信じて疑わなかった。

救急対応の強化がもたらす地域全体への影響は、保険医療機関指定取り消し処分の汚名返上につながり、名誉挽回の好機と捉える秋田や斎藤が、直感的に救急対応を拒否する理由は見つからなかった。時間外であれば一般診療よりも高く、消防署と開業医と効率の良い連携を図り、受け入れさえうまく機能すれば、高い診療報酬下で社会貢献につながる〝一石二鳥〟。疑いようもなく優先順位一位の財政改善戦略だった。

　病床数の多い医療機関にとっては労力が求められることだが、やり甲斐のある仕事だとも言える。だから、秋田が理事長に赴任して最初に施設訪問したのは消防署だった。K市管内の救急車の出動件数と出動状況を聞き、これまでの受け入れ件数以上に強化していく考えを伝えたのだった。病院に戻ると関係医師にそのことを強く要望し、承諾してもらうよう依頼した。

　K消防本部管内の救急出動状況は、年間におよそ五〇〇〇台前後で推移していた（平成二十五年・五〇六三件、二十六年・五〇五一件、二十七年・五一七六件、二十八年・四九六五件、二十九年・五〇二五件）。そのうち坂本総合病院は年間五〇〇件弱で、三次救急医療機関の指定を受けた独立法人病院が年間二〇〇〇件以上を受け入れていた。驚いたことに、K市内の救急指定病院はこの二医療機関しかなく、年間に半分の救急車はK市外の病院に運ばれていたのだ。

「あの病院くらいの数に救急対応ができれば、信頼と財務の回復にはまたとない好機になるんだが……」

秋田の頭の中では、すでにそろばんが弾かれていた。

救急搬送される患者の場合、その七五％前後が二次救急対応で十分に受け入れ可能であり、しかも二次救急病院に運ばれた八割の患者が帰宅できるケースで、入院は二割程度というのが現状である。これを踏まえると、二次救急医療機関としてもいくらでもチャンスはあり、今までとは違う感覚でこの状況を活かしていく戦略を見つけなければいけない。

しかし、残念なことに当直医たちは大学のさまざまな医局や市中病院から来ているため、自分の専門外の救急は取り扱わないという方針を貫いて身を守っているように感じられた。専門以外は診ないという大学医局の方針に加えて、現代社会の大きな特徴である医療裁判沙汰が最初の判断ミスで容易に生じてしまう。医師が専門外の診療対応に臆病にならざるを得ない時代背景が影響しているように秋田は推測していた。

心臓や脳に問題が生じた場合は時間との闘いで、最初から専門病院で治療していれば助かっていたであろうというケースが取り上げられるため、専門外のことに医師はなおさら積極的にはなれないのではないか。救急車もその事情を十分に認識しているので、対応可能な医療機関を敢えてトリアージ（選択）しているのだと思われる。それでも救急対応を拒む理由は医者の個人的なことが未だに多いことは間違いなかった。

そんな社会背景から、現代の医師の多くは個人で自賠責保険に加入していると思われる。秋田自身は大学医局時代に自賠責保険に入っていなかったことを自慢していた。裁判を起こされるような医療はしない、家族との信頼関係も損なわない、と過信に近い自信を持っていたからだ。今思えば独り善がりの理屈でしかなかった。今ではそんな考え方は誇れるどころか危険な変わり者としての扱いを受けるだけだ。

救急医療環境の負のスパイラル

旧坂本総合病院ではＩＣＵを六床抱えていた。専属の医者がいるように装って診療報酬請求を行っていたのは、経営者が救急患者の受け入れを強く望んでいたからだと推察される。しかし、残留した医師たちの反応は、救急の受け入れも拒否もどちらも軽いものでしかなく、そもそも救急医療に対する社会的な責任意識を持ち合わせていないかのようだ。

国民と医療界の間にも救急医療に対する意識差は根深くある。医師という職業そのものに国や社会は眼に見えない暗黙のお墨付きを与えてきた。そうして医師という選ばれた特殊な国家的専門資格者が、その社会的地位を利用して自身に選択の余地を与える世界をいつの間にか形成してしまったのかもしれない。また、社会もそれを許容してきたとも言える。

そのため、救急対応などは、まさに各々の医師が取捨選択可能な領域として医師たちには映っているのだろう。逆に国民は、お墨付きを与えた国家的専門資格者であるなら、いつでも診てくれて当然という強い認識を持つ者が多い。

医者は、目の前に患者が来れば簡単に断ることはできないが、救急を要請する電話の段階では簡単にスルーできてしまう。拒否に対する咎めもない。特に医師の数が少ない地方都市では、積極的に患者を診る姿勢が危険を伴うような環境になっている。

しかし、である。すべての医者が救急対応するのは無理だが、人間の命を扱う国家資格者であるという認識を謙虚に持つことで、状況は違ってくるはずだ。さらに、医師資格の取得早期に救急対応教育を行って、国民目線の医療というものも指導する必要があると秋田は考える。

同時に、社会の過剰な反応も抑制しなければいけない。診断ミスや治療ミスが起これば、それに対応した医師が本人や家族から訴えられる社会が当たり前になっている。これが救急の拒否につながって、救える命が救えないことになってしまう。これらは人間の社会的良識に頼るだけでは解消しない。社会的な法整備を含めて国主導の医療環境の整備をすべきだ。なぜなら、救急や難病に積極的に対応しようとする正直者が損をするような社会であってはならず、何よりも助かるはずの人が助からなくなるようなことは、医療の前提を崩壊させていく。

二次救急施設の給料は一般病棟に比べて幾らか高めなのだが、それなのに救急対応を積極的にしないのは、固定給を支払う経営者からは詐欺行為に等しいものと映る。

そうした近年の時代背景でも若い医師が外部から当直に来るのは時間外の出稼ぎであり、助手や研修医時代の給料が少ないからだ。純粋に救急医療の使命感に燃えて、という理由は二の次だ。

別の見方をすれば、この出稼ぎの若い医師たちに頼らざるを得ない現実が救急医療の改善を阻害しているとも言える。

今でも地方の都市や町や村の救急風景は秋田の若い頃のそれと何ら変わっていない。

甚だ残念なことだが、地方都市では常勤医師の招請はままならず、非常勤医師が多い。最大の理由は、需要と供給のバランスから常勤医師を多数雇用できないからだ。そうした現実に対して、地方の中堅以下の民間病院の経営者は、切なく、悲しく、弱い立場であることを日々実感しているのを秋田は長年の経験から嫌というほど知っている。

だから、それほど給料は高くないのに責任を持たされる危険なケースを積極的に受け入れる人間がたくさんいるとは考えにくい。いくら「命への使命感」を説いたところで「はい、分かりました」とは単純にいかないのが地方の医療であり、特に救急医療なのである。救急車のたらい回しの背景には、そうした根深い現実がある。

今回も秋田が年間五〇〇台だった救急車の受け入れを七〇〇〜一〇〇〇台近くにすると意気込んでも、応えてくれる医師はほぼいない。ましてや救急には程遠い科とか計画性の高い待機手術や予約検査などが主な科の医師では、想定外の緊急処置を要する当直には慣れていないので、来てくれても昼間の疲れを癒す寝当直のつもりの医者も少なくない。

「財政的な目論見が立てられない経営者の心情は誰にも分からないだろうな」

秋田は何度呟いたかしれない言葉をモゴモゴと口の中で転がした。

医療にも時代の変遷というものがあるのかもしれない。秋田が若い頃、大学の救命救急センターで経験を積み重ねていたのは、自分の成長過程でどれだけ怖がらずに救急対応できるかが自分の思い描く一人前の医師への挑戦でもあったからだ。瞬時の救急対応能力、救急知識の習得、稀有な症例で磨かれる多様な感覚、といったものは大学の講義で覚えていくものではない。自分を磨き続ける以外に方法はない。だから、夜中や明け方に無理やり起こされて眠気のなかで身体を動かすことなど、苦とも思わなかった。

医療が変わったのか、医療者の意識が変わったのか分からないが、変わったものを放っておくことはできない。法整備も含めて社会全体で「医療」を改革していかないと、日本における救急医療は諦めざるを得ない気がしているのは自分だけなのだろうか……。

強い権威主義体制を主導していけば、辞めていく医師が必ず出現する。自分の専門外には手を出そうとしない若い医師たちを悔しがってみても、時代に逆行してどんどん視野が狭小になる医学教育のほうに問題がある。練習した以上の技を試合で出すことは不可能なのに誤診は許されず、しかし一発勝負に近い感覚で対応しなければならない救急医療は、今や危険性大な特殊な科になってしまっているのである。

秋田が当直室の机の上にＡ３の紙に「当直医へのお願い」と大書して、救急患者の受け入れに対し、より積極的に対応してほしいと書いておいたのだが、何の変化もなかった。

寒中に蕾を蓄える梅

斎藤が各部署の主任以上の面接を終えたとき、五月半ばを過ぎていた。さまざまな問題に同時進行的に対処せざるを得なかったために、この時期になっていた。

しかし、結果的には丁寧に話を聞いたことで全体の人物像が分かってきて、敢えて主任クラスの若手の役職者を選抜して「病院改革プロジェクト会議」なるものを開催した。今までの因習に固執する改革意識の低い管理者クラスよりも、新鮮な意見を持つ個性豊かな若手を集めて意見を交わすほうがうまく進む気がしていた。

だからといって、古い慣習や古い考え方も拒否せずに面談では聞き集めた。それらを〝反面教師〟として活かすためだ。その後、些細な意見にも耳を塞ぐことなく個別の部署で聞いて廻る秋田と斎藤に、「病棟の患者が使う洗面台が高いので車いすでは使用できない。何とかならないか」「リハビリ室の床の音がギシギシするので新しく張り替えてほしい」「待合室のテレビが小さいので大きくしてほしい」「夏の冷房が夜十時になると切れるので夜中に患者が暑がり可哀想なので何とかならないか」といった些細な問題点までが出始めた。

できることとできないことを明確に伝えながら、然るべきときには思い切って変えることも厭わない姿勢を示し、職員に寄り添っていく新法人であることと、あくまで患者本位の経営であることを印象付けた。

毎週の各部署へのヒアリングを続けていくと、徐々に質問も意見も少なくなってきた。同時に「病院改革プロジェクト会議」で俎上に載せる解決条項も減っていった。

そうした状況に歩調を合わせるかのように、経営に携わる二人と職員の関係も日増しに「就労仲間」という空気が広まっていくのが実感されてきた。どこからかやってきた経営陣、ではなく、自然な上司・部下の関係に変化していくのは、お互いにとって仕事がやりやすくなる。

病院改革プロジェクト会議は、大小のさまざまな問題点を洗い出し、今後の仕事を通じて解決していくことが出席者の中で確認できた。そして、何よりも本来はやる気を持った若手の役職者たちが抱えてきた生々しい疑問や意見に答えてきたことで、彼らのストレスも徐々に解消されたようだった。それは、一つの目的を持った会議の終了を知らせることでもあった。

ところが、会議の最後に、二人の管理者への要求として放射線科主任が言った。

「日本医療機能評価機構の受審を希望し、提案します」

秋田と斎藤は顔を見合わせた。

実際には職員たちの中には今回の取り消し騒ぎの残り火が消えきってはいない者が間違いなく存在していた。だからこその各部署へのヒアリングであり病院改革プロジェクト会議でもあったのだが、モヤモヤとした気持ちが霞のように漂う真っ只中に、このような不釣り合いな、しかし革新的な提案をする職員が存在していたことは率直に驚いた。

この提案の意味するところは、自分たち職員が院内で培ってきたコメディカルの一員としてのプライドを自らに問い直すようなものだからだ。医療機関としての基準を満たすかどうかの審査を行う公益財団法人日本医療機能評価機構の受審は、前法人の管理者側の問題と、スタッフのレベルとは別次元であると胸を張って言いたいのだと示してもいたのだ。

秋田はその気持ちを汲み取って、心の中で拍手をすると同時に、目標の大きさに嬉しさと誇らしさを感じた。

もちろん、すぐに審査を受けられるような状況にはなかったし、もっと優先順位の高い喫緊の課題が山積みになっているが、この主任の発言は秋田の頭に残り続けた。できることならこれを一緒に聞いていたスタッフたちのモチベーションの下がらない時点で受審を可能にしたいと、秋田と斎藤はうなずき合った。

結論から言うと、これが実現するのは秋田の理事長就任から五年目の秋のことだった。そして見事合格するのであるが、まだまだそこへたどり着くには前途多難な道を越えて行かねばならなかった。しかし一方で、秋田の胸には寒中に蕾を出す梅の姿がおぼろげに浮かんでいた。

不審なメインバンク

あっという間に三か月が過ぎると、管理者にとっては少しも喜べない夏の賞与の時期が待ち構えていた。

旧法人は、健全経営をしている体で、経営の良し悪しに関係なく全国医療機関の平均レベルのボーナスを毎年支払っていたという。職員にとってはこの上なくありがたい報奨金に違いはないし、彼らに罪はないのだが、経営者側の自己欺瞞でしかないと秋田や斎藤は考えていた。それだけでなく、メインバンクもそこに対して正義の監視を怠っていたとすると、病院も銀行も同じ穴の狢でしかない。

およそ半年前に事業継承の話を聞いたときから、秋田はメインバンクに対する一抹の疑問がずっと消えていなかった。なぜこのような事態になるまで嘘を見通せなかったのか？　本当はすべてを知りながら病院と一緒に知らぬ振りを貫いたのか？　普通の感覚を持ち合わせている者であれば当然抱く〝疑い〟だろう。

さまざまな憶測が頭を過るのだが、本当のことは問題の中枢にいた人が口を開かない限り分からない。

ただ一つはっきりしていることは、医療法人も銀行も全く医療を理解していない素人集団だったと断罪されても言い訳はできないほどのレベルであるということだ。そんな甘い監視しかできずに銀行を名乗っていたのだろうか？　どこまでも疑問は尽きない。

「社会医療法人財団坂本総合病院」の負債総額は保険医療機関指定取り消し時の「三年九か月に及ぶ診療報酬総額二億五千万円の不正受給」とはあまりにも桁が違う。もし、七十年間に及ぶ総額約三十億円の負債が、監視機能の働いていない銀行との二人三脚で積み重ねた結果だとすれば、何らかの癒着や忖度を疑ってしまうのは当然のことと言える。

数か月後のことになるが、この時点で疑問を抱いたやまなみ銀行の見識の欠落が決定的になる書類が発見されたのだ。

ようやく旧法人の医事課が作成した不備の書類をすべてチェックし終わるというとき、事務長の斎藤が血の気の引いた顔で理事長室に飛び込んでくるや、数枚の書類を手渡した。

何事かと目を落とすと、「事業計画書」という文字が嘘くさく見えた。腐臭が漂ってきそうな感じがするそれは、平成二十六年一月二十五日にやまなみ銀行が作成した社会医療法人財団坂本総合病院の事業計画書のコピーだった。

次年度の事業計画書が、取り消し処分が実行される二か月前に、従来と同じ病床数に基づいて練られていたのである。

これはどういうことなのか？　取り消し処分の内容を理解していなかったということか？　しかし、すでに前年末の十二月十五日には公式発表された異例の取り消し処分案件で、しかもメインバンクへの巨額の負債と地元住民の命を預かる問題とを考えれば、自分のケツも拭かずに事業計画書を作っていること自体が秋田の理解の範疇を軽々と超えてしまう。

しかも思い起こすと、一月二十五日頃は大町病院の浦辺事務長がS県のG厚生局との間を連日のように往復しながら、必死に広域法人化への申請書類を作成し、五度目の提出でやっと承認を得た日の数日後のことではないか！

この〝まぼろしの計画書〟によると、病床数の設定は行政処分された三百床をそのまま使用している。あり得ないはずだがZ厚生局の処分を何も知らずに担当者が作成したのか？　あるいは反省にも至らなかったのか？　まったく意味が分からない。

ここに出てくる病床稼働率は、ＩＣＵを含む一般病棟が百四十七床（10：１）で病床稼働率七〇％、回復期リハビリテーションは病床四十七床（入院管理料Ⅱ）で病床稼働率七〇％、障害者病棟は八ー四床（10：１）で病床稼働率八〇％となっている。そんな病床稼働率で経営が成り立つはずがない。

この計画書を見た秋田は、やまなみ銀行内には医療法人への融資専門チームが存在しないのではないか？　と真っ先に推測した。都市銀行では、かなり以前から病院専門の融資チームが形成されていて、危うい経営をしている融資先病院があれば、専門チームで医療機関に出向き、病院の指導や助言をしている。間接的にもそのことは耳にしたし、秋田自身が大手都市銀行本社で聞かされた経験がある。だから銀行がいい加減な経営者に騙されることは少なく、今回の坂本総合病院のような案件は、事前に予防対策ができているはずだと秋田は感じていた。

つまり、メインバンクの本来の役目としては、今回の保険医療機関指定取り消し処分の決定から早急に過去の施設基準や看護基準の過ちを正して、現在の正しい診療報酬に適した基準から効率の良い運営方法を検討すべきなのに、過ちをそのままにしての新計画案であるということは、銀行は長い間、無審査で融資を実行してきた可能性が考えられる。つまり、医療機関に対する知識不足が招いたことだったのだ。

しかも、旧法人の意のままに、漫然と融資を続けて来た経緯が見て取れるこの計画書には誇らしげに「ⓒ2014やまなみ銀行」「一月二十五日」と記されていた。


さらにメインバンクは不健全経営で累積赤字を雪だるま式に増やしている状況を誰よりも認識していたにもかかわらず、長く夏・冬二回の賞与を出し続けた病院への監査の役目も果たしておらず、雪だるま式に増え続けた慢性継続融資の罪は甚だ大きいと断ぜざるを得ない。確信犯的な取り消し処分は、銀行と前医療法人による二人三脚の最終ゴールだったのかもしれない。

新法人でのボーナス支給は、そうしたことを知らせる良い機会でもあるし、自分の勤めている組織が健全経営を目指しているのか否かを知る権利も知らせる必要もあると秋田は考えた。

最初の夏の賞与は、基本給の一・二か月と決定し、その理由を秋田は明細書の手紙に託して伝えた。債務超過の病院であるという正直な情報開示を受けても、前年までの二か月支給と比べて明らかに低い金額に、職員からは批判が寄せられた。「やっていることは同じなのに、おかしいじゃないか！」というものがほとんどだった。

赤字経営をひたすら隠して、健全経営を継続していると言う欺瞞のなかで雇用されてきた職員の多くが、取り消し処分の原因さえ把握していない実情はヒアリングの過程で分かっていた。その事実を隠し通した結果の悲惨な末路が、職員たちが抱いている実感なのだ。

時間とともに職員からの不満の声は沈静化していったが、秋田は早く真の健全化を図り、それまでは一律同率支給ではなく、的確な人事評価表を作成して適正な評価でのボーナスを支給したいと強く感じた。

以後の人事評価については次年度を目標に何とか三六〇度評価という客観的で具体的な人事評価を速やかに構築して、優秀なスタッフの流出を避けるためにも新法人の心意気のような考えを示すことにした。

医療はコミュニケーションから

病院の会議は本当に難しい。

特に中小の病院では会議に出るスタッフが役職者を兼ねている場合が多く、営業時間内では重要な医療資源が使えなくなってしまう。他のスタッフに代われるような場合はいいのだが、そうでなければ職責を放り出して会議に出席することは極めて困難である。

秋田は、初めての管理者となった百〜百五十人規模の横浜の病院では、各部署の責任者に直接伝えられるスタイルの会議が困難だった。共通理解にある程度の限界も感じていたし、苦労したことも未だに忘れられない。それ以上のスタッフを抱える坂本総合病院では、もし確実に役職者が揃えば管理者側の意図や目的が部署の責任者に直接伝わり、組織としてはある種の安心感と統率感が生まれるはずだ。

まず会議を開催して、常勤・非常勤含めて五百三十名のスタッフに新法人の考え方や秋田と斎藤の意思を繰り返しメッセージしていくしかないと思った。各部署の役職者が抜けてもそれほど仕事に支障のないスタッフ構成になっている利点を生かして、各部署の中間管理職の教育を兼ねた会議は欠かせないと考えた。それは過去の因習を取り払える大事なタイミングでもあり、有意義な仕事に影響するダイレクトの伝達でもあるからだ。

しかし、ありがちな、会議のための会議にも、会議という名のパフォーマンスにもならないよう気を付けた。あくまでも日頃の仕事における問題点の単純な解決・改善を狙った会議から始めて、当分はお互いが理解しやすい想定内の問題解決の会議で十分だった。

ただ、経営会議は、組織にとっての最高意思決定機関であるので、出席者の理事長、院長、看護部長、事務長、各部署の責任者、三名ほどの顧問で、経営指標を基に前月の成績、経過、反省、改善目標、近未来への予想・修正点などを共有しつつ、当座の病院の共通の課題を曝け出して、優先順位を付けて速やかに確実に解決していくところから始めようと考えた。

さらに、それとは別に各部署の責任者を集め「職場長会議」を開催し、彼らが何を考えているか、新たな経営体制の下での新たなルールの解釈に齟齬がないか、間違った解釈や意味不明な誤解がないか、確認する必要もある。各部署の責任者が抱えるさまざまな課題や問題を提示したり、他の部署との連携の不味さを指摘したり、現場での機能不全の状況を察知して対処する現場優先の会議でもある。経営への要望もここで出してもらう。二十〜二十五人の責任者が集まる。これを事務長の主宰で、毎月二回行うこととした。事務長は経営会議用の詳細なデータを作成し解説を兼ねて司会をするため、事務長の感覚を大切にした会議を多く設けた。

斎藤は各責任者の報告を聞いていくうちに、その主体性のなさや、やる気の感じられない表現に雷を落として一括する場面も当初は見られた。それは、旧態依然とした空気を換えるための斎藤なりの改善策だった。しかし、そんな会議の夜、二人で飲みながら斎藤が「なぜ変わらないんだ！」と酔いの中で誰にともなく訴える場面が多かった。そんなとき、秋田は彼の熱意を感じるのだった。

斎藤と同じ気持ちを秋田も感じていた。経営会議に同席している院長や副院長を見ていても、医療機関という組織の役員である自覚が一向に深まることがなかった。質問をしても「できない言い訳」を滔々と述べるだけで、問題に対してまっとうに向き合う姿勢は見られない。なんという因循！

時が経って三年目の後半頃になるのだが、なかなか結果の出ない状況に銀行から厳しい声も聞こえ始めてきたとき、いかに経営が真剣に必死にやっているかを知ってもらい、同時に客観的な視点からアドバイスを受けるために、経営会議に銀行側からも参加してもらうことにした。それまでも経営会議のメンバーには度々提案していたことだった。その第一の目的は変わらない因循な態度を第三者の目にさらして、主体的に組織運営の意識を持ってもらうためだった。

最大の疑問は、院長と副院長が医局の代表として医局の意見を述べているのか、単に個人的な感情からの意見なのかの見極めがつかないことだった。

「その件は、現場では一致していますので問題ありません」

と言ったとしても、両者が他の医師たちと決して十全なコミュニケーションをしてはいないことを度々耳にして、多数の医師の意見が集約されて経営会議に伝えられるわけではないと分かった。そして、その背景を考えると、院長・副院長の医局での存在価値や役割は薄いと判断できた。二人が中心になって医局を取り仕切っているのではなく、必然的に医師たちとスタッフ間にも会話不足やコミュニケーション不足が起こっていた。リーダーシップが欠けた職場のスタッフが個々に判断して行動するという危険な構造までイメージできてしまう。将来生じてしまうかもしれないインシデント（好ましくない出来事）や医療事故の可能性を懸念する秋田は、

「医療の根本は、技術の前にコミュニケーション能力の鍛錬であり、それがないと危険だ！」

と深く感じ、改善策を考え始めた。

看護学校の講師受諾の意味

K市医師会は、新法人がスタートした五年後の二〇一九年に設立九十周年を迎える歴史ある組織で、古くから准看護学校の経営も継続していた。近年は准看護師廃絶の動きが看護協会内から起こって、看護大学の増設、医科大学や理科系大学内の看護部新設の動きが目立っている。そのため昔ながらの開業医の良き女房役としての准看護師の数は減少傾向にある。

しかし医療が高度化・システム化していくにつれて看護師全体の社会的需要は増している。国家資格の女性特有の資格の中でも看護師は以前よりも専門性の高い職業という認識が高まって、就労の需要も増えている。女性の職業収入ランキングでも医者、薬剤師に次いで看護師は三番目に位置し、歯科医よりも平均収入は高いというデータがある。男女の区別を取り払った職業別の収入ランキングでも二十位以内に位置している。

人の命に関わる重要な国家資格者であり、ひとたび特殊な感染症や伝染病が蔓延すると、その存在なくしては医療崩壊が起こってしまう。家庭の事情などで正看護師にはなれなくても、准看護師から正看護師への道も開かれている。長く人気のある職業の一つとして不動の地位を築いている。

しかし、常にどこの病院でも「看護師募集」の掲示がなくならない。そのため、K市医師会内部にも、准看護学校よりも時代に即した正看護師養成学校に変更したほうがいいのではないかという意見があるが、そうなるとクリアすべき高いハードルが多く、簡単には移行できないでいる。

そんな医師会から秋田は准看護学校の学術講師の依頼を受けた。絶対的な看護師不足を少しでも補う意味で准看護師の存在は大きなものだと日頃から考えているし、いくらかでも医師会の役に立ちたいと、全十二回にわたる講義を引き受けることにした。

元来、自分の知識や経験が誰かの役に立つことが自分の喜びでもある秋田にとって、久しぶりの講義は緊張感もありながら新鮮な気持ちをもたらしてくれた。特に未来ある医療界の若者たちの背中を押すような講義ができたらと考えれば、どんなに準備が大変でも苦労とは感じなかった。

もっと単純に、病院スタッフの中に看護学校在籍中の学生がおり、就任間もない新理事長を彼女がクラスメイトに自慢できるようにしたいという小さな目的が講師承諾のきっかけでもあった。

講義のジャンルは基礎医学の中の病理学だった。現場経験者として大切だと思える臓器の写真などを用いて講義用のテキストを作成した。解説の文章も学生が理解できるように分かりやすさを優先した。

約半年後の秋に講義は無事に終了した。

「先生、すごく勉強になりました」

と言ってくる学生もいた。

医師会の関係者からも冗談半分にお褒めの言葉を貰って安堵すると同時に、自分自身の医学教育に関する視野が広げられたことも実感して、秋田自身の学びの時間でもあった。

最後にテストを実施したが、これも秋田自らが東京駅近くの大型書店で問題集を探し求め、それを参考に初めて作成した問題だった。秋田としては結構難しいテストに仕上げ、解答に苦慮するはずだと思っていたのだが、このレベルの問題に六十点の及第点を取れなかったのは、二十五人ほどのクラスの中でわずか三人しかいなかった。これには秋田のほうが驚かされた。非常に優秀で勤勉な学生たちが育っていることを知って、自分の病院のスタッフであるかのように嬉しくなった。残念ながら〝赤点〟だった学生にはレポートを書かせて合格とした。

秋田にとっては、医師会へのデビューを果たせたという意味合いもあった。病院の再生にやってきた救世主という見方をする人たちが少ないことは肌感覚で実感しており、理不尽さを覚えながらも正直なところアウェイ（敵地）に乗り込んでいる感覚がある。そんななかで、今回の講師をきっかけとして医師会の役員たちと協力関係を継続していきたいと考えていた。

本当に差配していたのは誰？

光陰矢の如し。理事長就任から早くも半年が経過しようとしていた。

事務長の斎藤は、院内の各部署の会議に積極的に出席して、必要があれば意見を挟むようにする関わり方を通して存在感を増していった。新たに始まった職場長会議も回を重ね、参加者は変革の様子や事務長の意思を理解し始めているが、出席していない職場長の部署は、病院改革の具体的な方向性は何も分からないし、興味すら持とうとしない態度は以前から変わっていなかった、殊に医局の医師たちは。

月二回、昼間に行われている薬剤の説明会とその後の医局会は町井副院長の主宰だが、医師として出席しているのは患者の少ない科の医師数名と秋田のみ。これでは、医局内でのさまざまな問題や医療関連の不祥事対応など、誰の責任でどのように事務的に処理されてきたのか、あるいは病院に不利にならない連携が構築されているのか、皆目見当もつかなかったし、そこを改善していく意思が医局長を兼務している副院長には見られなかった。

大川秋枝総務課長が半年ほどは新法人の引き継ぎの事務を行っていたので、退職するまでの間に詳細を聞いておくべきだったと後悔したが、時間的には組織の流れを把握することで秋田も斎藤も手一杯で、細々とした連携事項にまで確認が回らなかった。問題や疑問が生じる度に、絡まった糸を一つひとつ解きほぐすように明らかにしていくしか方法がなかった。

本来なら、この規模の病院では、医局の医師のことは秘書を通して総務課か人事課が掌握しているのが一般的であり、医療機関によっては事務長マターのケースもある。秋田は就任当初、総務課の主任が幅広く動いていると思っていたのだが、さまざまな事情をその都度知っていくと医局関連の重要事項に対して総務課は機能しておらず、責任の所在すら要領を得ない状況だった。組織の意味を把握しておらず、各部署が何をすべきか理解ができていなかったのである。その半面、医局の人事や就労、金銭や諸問題に関わる事務的処理が総務課の一主任の裁量で勝手に判断されて行われていたことが後に判明し、斎藤事務長も驚き、呆れるしかなかった。これはすぐに手を付けて事務長が最終的には掌握するように道筋をつけたが、スムーズに動けるようになるまでには時間がかかった。

他部署間の連携はおろか、医局内の医師たちの間でも他人の領域には全く興味を示さず、はっきり言えば医局の体をなしていなかった。

「何なのだ、ここは!?」

秋田が絶句したくなることは一度や二度ではなかったが、まさかここまでとは想像していなかった。

医局には秘書が継続して就労しているが、法人が変われば業務の方法も刷新されうるという意識はなく、どこか医局の秘書だけが独立しているような感があった。特に事務部署とは密接な関係を拒んでいるようにさえ斎藤には見えた。噂では、前法人理事長と親密な間柄の年配秘書で、例えば、非常勤外来診察医師が休診などの場合には、この秘書が休診する医師と直接やり取りをして、代診の医師を秘書が決定していたという。そこには当然、金銭関係も発生するわけだが、誰も違和感を覚えなかったのか、何らかの問題が生じなかったのか、秋田と斎藤は異常さを覚えるしかなかった。

事務には医局の情報がほとんど入らない。入ったとしても偏った情報が多く、客観的に精査をしないと信用できないことが過去には少なからずあったと聞かされたが、逆に医局の情報や諸問題などでこの医局秘書が困ったり事務に相談に来るなどということは、不思議なことにほとんどなかったらしい。

ということは、一連の人事や情報伝達は一体誰が差配していたのだろうか？　謎をそのままにせず誰が見ても明らかで納得できる方法にするには、医局と各部署と事務の関係改善を図ることから始めていくしかないと秋田は判断し、早急な事務長の医局会出席を副院長に進言した。事務長の医局会参加によって医局と事務のコミュニケーションが俄然取りやすくなった。事務長は、各部署からの要望や重要な協力事項を責任者が直接医局に伝達しながら医局とのコミュニケーションをより強く掴むことを各部署に指示した。

普通の組織であれば当然のことなのだが、これだけで大幅な情報共有を図ることができたのは、改革は実行すれば結果が表れるという期待を抱かせた。

医療技術の前にコミュニケーション

さらに、院長と副院長を交えて秋田、斎藤の四者で医療現場の具体的な相談事を改善していく「四者会談」も始めた。院長や副院長の個人的な意見や言い訳を訴えるのではなく現場全体の視点を持ってもらう意味合いも多分にあった。そのためには日頃から医師やスタッフとのコミュニケーションはもちろん、自らが幅広い視野で管理しなければいけなくなる。少なくとも、現場に関して知らないことはないという状態をつくっておくことがミスや事故を防ぐ大前提となる。今後は法的な問題点や新たな診療報酬の改定などにも協力をお願いしなければならず、医局と経営側との協力や信頼関係が密でなければ健全経営は不可能で、医局会の前段階で四者会談を月二回行うことに決めた。

電子カルテの導入、救急医療の扱い、全体的な収入アップのアイデア、診療報酬改定のポイント、年末年始の当直、常勤の休診の連絡や代診、外来担当医の休診時の代診の確保、など秘書と共に共有して行わなければならないことは限りなくある。問題の解決が付かなければ事務長が院長や副院長に相談、報告する。これが最も妥当で正常な医療組織の在り方でもある。ところが、旧来のやり方では管理部門が組織のエンジン部分となって医局がおざなりになってきた。院長と副院長の間も特に親しいわけではなく、病院の医療関係者として一番の重鎮が情報のフィードバックの対象から外れていたとしばらくして分かったとき、四者会談は秋田が考えていたような大切な意味合いを持たせられないと解釈した。同時に、本当に船長不在の船が長い間航海していたのだと知った。

現実的には秋田や斎藤が医局会へ参加してダイレクトに医療現場を把握するほうが確実だと悟った二人は、「四者会談を発展させたかたち」と称して看護部長、医局長も参加者に指名して、町井副院長辞任後に五者会議、さらには六者会議へと変えていった。経営会議に次ぐ病院を担う必要不可欠な各部署の代表が集まる会議として秋田は重視した。

そもそも医師の多くは、開業医でもなければ病院組織の運営という認識は薄く、「病院内開業医」としてスタッフや施設を自分勝手に利用するものと思い込んでいる者が少なくない。自由気ままに言いたい放題、やりたい放題、それでいて収益増に結びつく医療活動は少ないとなれば、管理者として小言の一つや二つぐらいは言いたくなる。人材の集まらない地方の病院としては、我慢が経営の要諦なのは覚悟しているものの、非常識な感覚が病院の健全化を妨げていることを知ってほしいのである。みんながそれぞれの役割を持った一つのチームのメンバーだというシンプルな認識があればいいのだ。

「ヒエラルキー」という言葉は非常に日本的で、階層的組織構造という意味だが、まさに病院ではこの階級制度の頂点に医者がいると言わんばかりの振る舞いを肌で感じるし、他のスタッフは医者の顔色を窺いながら仕事をしている雰囲気は、全国どの病院も押しなべて共通している。が、秋田の目標は、患者を中心とした医療チームがそれぞれの専門性を生かして等距離で協力関係を構成する病院なのだった。

現実には、三年目まではまだまだストレスを感じる場面が多々散見された。中堅の病院だからなのか、都会ではないからなのか、はたまた医者という権威主義者に特有の性格が絡んでくるからなのか。いずれにしてもキーワードは「コミュニケーション・スキル」ということだけは間違いなかった。

唯一無二であるための理念

秋田が理事長に就任してからスタッフに問われた言葉で最も多かったのは、「新法人は一体どこへ向かっているのですか?」だった。言い換えると「どこを目指して経営しているのですか?」の意味だろう。

特に、リハビリ部門のスタッフから多く尋ねられた気がしている。

さもありなん、と思う。リハビリ部門は歴史の浅い新しい医療分野であり、それでなくても病院の中に根付いていけるのか、仕事として続けていけるのか、といった不安があるはずで、ましてや運営法人が変わって突然「廃止」などということにならないかと心配もするだろう。

しかも、看護部に続く約七十人のスタッフを抱えるまでに増加しているリハビリテーション部門は、病院の特殊性や近隣との関係に基づいて、医師会やさまざまな医療機関、保健施設、介護施設などの要望を考慮すると、どちらに転んでも病院の経営体制に少なからぬ影響を与えることは間違いない。しかし、どのような道を選択するのが正解なのかは、もう少し時間が必要だった。

これ以上の失敗は許されない。より完璧なものを目指す必要がある。間違えたと言って途中で安易な方向変更もできない。目標を早く知りたがるリハ・スタッフにその度に「もう少し待ってくれ！」と心の中で静かに叫んでもいたし、時には口に出して答えた。

リハビリの価値が認識されないのであれば、価値の分かる働き甲斐のある他の医療・福祉組織へ転職することも視野に入れての質問であり、新たな医療専門職としての、人生懸けての秋田への単刀直入の人生への問い掛けなのである。秋田は彼らの意向は十分尊重しているし、さまざまな想いを巡らせながら理想的な理念を創ることが新法人に問われていることを改めて悟った。

つまり、その理念とは秋田個人が試されていることであると同時に、新法人組織が掲げる未来への新たな制度設計なのである。その意志を言葉として示すことである。

来る日も来る日も理事長室の机の上で試行錯誤を繰り返し、スタッフがそこに気持ちを集結し、また市民や社会からも賛同いただけるものを考え続けた。その過程で、横浜で初めて病院管理者になった若き日の懐かしい経営の残り火にも眼を向けることができた。古い書類にも目を通しながら、過去の出来事を走馬灯のように思い起こした。他の法人には真似ることのできない、自分たち独自の究極の姿を言葉として小さな声で唱えながら、やっと耳障りの好い理念に到達したような気がしたのが七か月目、紅葉が始まろうかという十月だった。

あとは仲間である中田、斎藤らに理念の心情を口頭で伝えて、感想を聞きながら最終決定をするだけとなった。

秋田は、元号が平成となった年から今日まで、医療機関の経営側の立場で医療という仕事に従事してきた。そこで痛感しているのは、理念とは経営の根本的な「べき論」であり運営の基本だということだ。だから、現実を表記することが理念ではなく、現実を超えて追求していくものを理念として認識していた。そうすると、自分たちを取り巻く環境や要望と近未来における役割などを考慮しながら、必然的に「自分たちの個性とは何だ?」と考えを深めていくことにつながっていくのだ。それが究極的には他の医療機関にない唯一無二の特徴を有する病院の姿なのである。永遠に病院の誇りとして職員と一緒に謳いあげる最上級の理念を立案したかった理由は、そこにある。

そして、ついに出来上がった。

理念：最高・最新・最善の医療の飽くなき追求

経営姿勢：いかなる厚生行政にも対応可能な組織体の構築と臨機応変な姿勢

行動指針：一　医業に携わっているという誇りと謙虚さを持ち続ける
二　医学・医療の発展に追随できる組織体の完成を目指す
三　高い目標を持ち、勇気を持って行動する
四　明るい組織造りと健全な精神の育成に努める
五　的確な情報収集と品位ある思考育成に努める
六　社会への貢献と社会からの信頼を得るべく努力する
七　安心・安全を第一と考え、行動する

八　技術研鑽を怠ることなく、最新医療に対し敏感であり続ける
九　他部署に興味を持ち、連携を密にチーム医療の充実に努める

自分の持てるものはすべてここに出し切った、という気持ちがしていた。

こうした理念や指針は、決して標語でもなければ内外にメッセージする意味合いだけでなく、医療機関が組織として判断される一つの材料でもあった。日本医療機能評価機構の受審には「理念・経営姿勢・行動指針」の明示が必要とされていた。

秋田は、これに加えて「患者の権利」を看護部に創ってもらうつもりでいた。「患者の権利」とは、秋田が経営者になって間もない頃、アメリカ視察の際に病院で目にして感激したもので、医療は患者のものであるということを明確に示したものだ。そうしたことを日本の病院で掲げているところは今日でも少ないが、常に最高のものを目指していきたいと考える秋田は、スタッフ全員が心の奥底にはこれに賛同する良心を持っていることを願ってもいた。

例えば、合格ラインが六十点の試験を受けるのに、最初から六十点を目指すのか百点を目指すのかによって、勉強の仕方はおのずと違ってくる。秋田としては、結果は

どうでも気持ちの中では百点を日指していくのが本当のあり方だと思っている。六十点でいいと思って勉強をしていたら一％のミスも許されなくなり、不合格の可能性が高まるだけでなく、はなから自分の視野を四十点分狭くしていくことになる。そのことのほうが後々、自分に悪影響をもたらすとしか思えない。

同じように組織の理念も目指すところは限りなく高く、加えて人生観を想い余すところなく曝け出した理念にしたいと常々考えていたのだった。運営姿勢については、秋田は厚生行政の先読みこそが点数が高いうちに組織が大きく変化可能な改善・変革のチャンスでもあり、経営改善のポイントだと考えるようになり、常に行政にアンテナを張って行政の意図する改善点の内容把握に努め、自院との距離を測って速やかに行政の先取りをすることこそが、経営の安定化のために不可欠な要素であり、二年ごとの診療報酬の先読みをして、安心して医療経営を遂行できるように進めて来たのである。これは基礎知識であり、既述した。

行動指針については、それなりに意味のある言葉を羅列したが、各部署により一つひとつ内容や役割が異なるので、違った行動・言動になり得るわけで、各部署の捉え方が違ってもこの行動指針を的確に解釈することで、組織としてのより精度の高い、より充実した中身の濃い可能性を秘めたものにしたと自負している。特に行動指針の「九」にある最後の言葉は、最近の医療の重要なポイントだと考えているし、秋田が赴任初日に理事長就任挨拶で語った横の連絡の充実であり、縦割りの組織に追加してミスの少ない医療機関の完成を目指した文言であることを付け加えたい。当分の間、この理念の下にスタッフ全員が同じ目標に向かって働いてくれればありがたいし、目標が大きいので医療がどんなに進化しても、常に変化した目標を目指して最高の医療に的を絞って頑張ってほしいと願うだけである。いつの時代にも適応可能な理念が完成したと自負している。

「厚生行政無視の経営は可能ですか?」

病院経営を始めた当時四十二歳だった秋田は、経営者というよりは血気盛んな現役の外科医そのものであった。戦後間もない昭和二十三年に開設され、今にも外壁が朽ちてしまいそうな古い病院の再建を任され、右も左も分からない「無」の状態のまま勢いだけで赴任し、走り始めた。

若さと、将来に対する限りない夢と正義感だけを頼りに経営を始めたのだが、管理者就任一年前までは企業病院のバリバリの外科医長として日夜手術を熟《こな》してきただけに、老人病院の経営など最初から頭にはなかった。

これまでは老人病院だったかもしれないが、急性期病院に変えてやるんだ！　外科医としての腕が発揮できるよう患者を集めるんだ！　そう思いながら、列を成した患者を診察する自分の姿が頭から離れなかった。

最初に思い切って全身ＣＴを導入した。今でこそ安くなってはいるが、当時は「こんな高額な機器が老人病院に必要なのか？」という批判を〝敵〟にも等しい職員たちから浴びせられた。それでも、急性期病院に変えたい一途な気持ちで、理事長兼院長の秋田はオーナーである同級生の吉本一雄を説得した。

急性期病院を意識した背景には、外科医は外科技術の裏付けがあれば患者は自然に付いて来るという自信過剰な信念を以前から頭の隅に持っていたし、前職の企業病院でもその力を存分に発揮してきた自負が裏付けにもなっていた。患者から注がれているファン心理を含んだ目線も感じていた。

しかし一方で、経営者としては未熟であることを自覚していて、経営の基礎から鍛え直さなければならない悲壮な覚悟と不安も同居していた。

その頃、秋田は派遣講師として母校の血管外科外来の診察に、週一回通っていた。ある日、思いついて別棟にある医療管理学教室の方向に踵を返すと、アポなしで初対面の教授に面会を申し出た。

医療管理学とは、第二次世界大戦後のアメリカ占領軍の「日本の病院は欧米の中世期のそれに等しい」の酷評に反応して、その改善のために病院管理研修所（現在の国立保健医療科学院）を当時の国立東京第一病院（現在の国立国際医療研究センター）内に設置、それ以降、東北大学付属病院を皮切りに病院管理学講座が各大学で始まり、全国に普及していった。

秋田の母校の関東医科大学では国立医療・病院管理研究所の主任研究員だった川崎昌氏を初代の医療管理学教授として迎え、数年を経ていた。秋田はテレビや書物で一方的に名前も顔も知っていたが、学生時代にはそのような講義自体がなかった。

研究室の扉をノックした秋田は、扉が開くと「突然ですが、川崎教授が御在室ならアポなしで申し訳ないのですが、お目にかかりたいのです」と応対に出た女性に願い出た。一旦、扉を半開きにしたまま女性は奥にいる教授に伝言をしに行く。「いいよ！」という大きい声が奥から聞こえた。笑みを湛え、丁寧な口調で「何か御用ですか？」と出てきたその姿に、秋田は喜びと、将来の病院経営の大きな目標となる人物に会えている緊張がないまぜになった感動で思わず震えが出始めた。

自分の身分も卒業生である自己紹介も忘れてしまうほど緊張したまま、教授と向き合って座るやいなや、唐突に医療経営に関する想いを語り始めた。

「先生、厚生行政を無視して病院の経営は可能ですか？」

これが初対面の相手への第一声だった。

今にして思えば顔から火が出るような無礼だった。しかし、川崎教授はそんな態度も気にすることなく、大雑把な問いにも即答してくれた。

「無理だね。日本の国民皆保険は、いつ、どこでも、どんな医療機関でも受診できるシステムであり、医師にも患者にも開かれた、国が保障する唯一の世界だ。これを無視して経営するとなると、よほど素晴らしい医療技術（今で言う〝ゴッドハンド〟）を持ち合わせているか、特殊な治療だが現状の保険適用ではないとか、以前の有名な日本医師会長がやったように国会議員や有名人が幾らお金を出してもいいから自分の都合の良い時間に診てもらえるとか、そうでないと経営は成り立たない。国会議員や有名人のように、病院に行ったことさえ知られたくないという立場の人たちも世の中にはかなりいるだろうから、診療したことさえ秘密裏に全てを処理してくれる医者でないと難しい。それらは自由診療だから、値段はあってないようなものだから、バカ高い診断・治療費を払わされることにもなる」と、秋田の問いに「あり得ない」という表情を浮かべながら答えた。

無知の為すままに思い付いた質問とはいえ、秋田自身は外科医としてある程度の自信があったから、保険診療外でも自分が経営すれば何とかなるだろうと考えていたことが、こうした野暮な質問になってしまったのだ。そして、甘い考えは、いとも簡単に否定されてしまったのである。

一般の医療機関で国民皆保険の保険診療を導入しないということは、法に則った診療を放棄する自虐行為で、経営が成り立たなくなることぐらいは秋田も理解しているが、それでは医療技術を持つ者として、日々それを磨いていく者として、やり甲斐も面白味もないではないかと言いたかったのである。率直に言えば、良い医者を取り揃え、難病を扱い、特殊な治療をする医療機関をつくり、患者数を限りなく増やすことで他の医療機関との差別化を図っていくしか生き残っていく方法がないとすれば、それは医業界としてのある種の限界を明らかにしているのではないかと感じていたのである。

考えてみれば今回の坂本総合病院の件も、保険医療機関指定取り消しの行政処分がなければ病院経営を継続でき、秋田と斎藤が代わりに経営することもなかった。仮に、自由診療で経営が成り立つのであれば保険医療機関の指定取り消し命令を気にすることなく、自費（保険外診療）での営業を続ければよいだけなのだ。法的にはそのような営業続行も可能なのである。

ところが一般の開業医や医療機関にとっては、保険医療機関というそのお墨付きは、良くも悪くも医療資格者の生活の基盤になってしまうのである。保険の効かないクリニックに間違って足を踏み入れたら、一般の受診者には二度目の受診は想像できないくらい高い医療費が要求される。保険外診療は料金設定が自由なので、寿司屋の寿司ネタに表示されている〝時価〟のようなものなのだ。となれば、誰がどう考えても、日本における国民皆保険が既に長く運用され、年月を掛けて国民に根付いている限り、日本人の健康は国民皆保険下においてのみ守られていると考えるのが素直な感想であり、保険外治療など聞くまでもない邪道なのである。

しかし、秋田は若い頃から、国で決められた点数での医療と、厚労省が唱える「サービス」としての医療とは矛盾するのではないか、と疑問を感じていたのだ。

日本では公的保険と民間保険の混合利用が現状では法的に禁止されており、秋田が思い描く理想の徹底した「サービス」と経営安定のための保険点数の利用の同時並行的な医療活動は実現できない。ならば理想に特化した選択で自由診療一本の理想をまい進する医療は可能なのか？　と、長年の疑問を川崎教授に問うたのだった。

結果的に、このときの出会いをきっかけに秋田は医療管理学を本格的に学び、自らの経営実践の中で川崎教授の言わんとしていたことを納得するのだが、国民皆保険の下では、厚生行政を無視して医療機関の存亡はあり得ないことを認識したことが、医療現場再生の、殊に診療報酬請求へのシビアさを培うことになった。結果、経営姿勢の「いかなる厚生行政にも対応可能な組織体の構築と臨機応変な姿勢」につながるのである。

「医療はサービス」の神髄とは

国民皆保険制度が日本人の命を救ってきた事実は否定できない。そして同時に医療機関の存続もそれあってのことだと思う。

けれど、優れた医療サービスが点数の枠内に入れられてしまうと、経営効率が下がってしまうことになり、ここに医療側の矛盾が生じてしまうのだ。患者のために良いものを提供したい、けれど診療費は不十分。こうして点数医療の限界を設けてしまうのは、医療そのものの理念に合致しているのか、という根本的な疑問がどうしても浮かんできてしまう。

ならば自由診療も認めればよいではないかと考えるのだが、現行法ではそれは認められない。川崎教授の言葉を借りれば「医師にも患者にも開かれた」世界が崩れてしまうという理屈なのだろう。

川崎教授との面会である程度の納得も含めて理解した秋田だったが、自分の理想を追求する道を探るためにも確かな厚生行政の情報を学ぶ必要性を感じ、医療管理学教室の研究生となった。週一回の血管外科の外来診察終了後に立ち寄り、喫緊の医療情報に触れながら、医療経営に役立つ知識の習得と情報収集に努めた。

医療管理学には大きな意味で二つの目的がある。

一つは、巨視的に社会的価値から病院の存在を考えるもので、社会からの要求に応える社会的な機能を持った組織としての医療価値を問うことにある。もう一つは微視的な観点から、病院内の組織、人事、医事、会計などの各部署の実際の機能や運営方法の追求であり、健全経営への向き合い方の実践である。

古くは一九六〇年、池田勇人内閣がぶち上げた所得倍増計画によって十年後には国内総生産が計画以上の速さで成長に至り、全国に病院の建設ラッシュが始まった。一九五〇年に三四〇八施設だった医療機関が一九七〇年には七九七四施設へと二十年間で二倍以上に増加した。自治体病院の多くが戦後からこの時期に新設されたものである。

医療管理学教室の研究員になった秋田は、平成六年に教室の高瀬早苗助教授が、患者にとっての〝遅れた医療環境〟を勉強しようと立ち上げた「癒しの環境研究会」のメンバーとして、二年後に米国の医療・福祉機関の視察旅行に出かける機会を持った。約十日間の視察研修は、その後の医療経営に大きな刺激と影響を与えた。

「サービス」の最先端を行くディズニーワールドの視察に始まり、八か所の医療施設見学で実感したことは、徹底して患者やハンディキャップを持った人の尊厳が守られていることだった。

例えば、病院の至る所に患者の権利条項が明示されている。権利条項の第一義は、「患者は最高の医療を受ける権利がある」で、その理念に則って病院はソフトもハードも整えている。ある州では医療施設の総工費の五％はアメニティに使わなければならないという法律まである。院内には自然の緑と水を用いて安らぎを感じられる工夫が施されていて、決して豪華でなくても静かで落ち着く環境だった。

そうした豊かな視点が日本よりも遥かに進んでいて、医療哲学も医療内容も段違いだと実感した。しかも全ての医療施設が機能を重視しつつも、建物にも設備にも独自性が表れているのである。

日本の病院ではあちこちに見かける看護師が米国の病院内ではなぜか出会う機会が少なく、医師と看護師の仕事内容が明確に区分けされているように感じられた。医者の後ろに必ず看護師が付いていて、足早に追うような姿は当時のアメリカの医療施設にはすでに見られなかったが、日本では昔も今も何の変化もない。

さらに、患者にとって必要な「ケア」の充実も視察中、常に認識させられた。今でこそ日本でも医師が担う「キュア」と看護師が行う「ケア」の併存が重視されているが、以前からアメリカでは看護が独立した一分野としてみなされ、より専門的な観点からの看護学を追究していた。日本にありがちな医師のお手伝いの域などとは完全に一線を画していて、患者中心の医療などと同様に、患者中心の看護という概念が確立していた。

小児病院では、「子供の権利」の第一条は「毎日遊ぶことができる」であり、可能な限り子供が自由にするのが病院の使命としての最優先事項なのである。「患者の権利」の文言が、その権利を邪魔する大人を排除するかのように病院の壁のあちこちに掲示されていたのも特筆すべきことだが、小児病院における「権利」は、微に入り細に入り子供に寄り添うことを社会が宣言するかのような素晴らしい理念として映った。「危ないからやめましょう」「そんなことしたら病気が悪くなるでしょう」といった日本では当たり前となっている言葉がまったく聞かれず、医療の範疇を超えて社会意識の違いを如実に突きつけられた。

「患者は最高の医療を受ける権利がある」

この理念を掲げることによって、これを実現しようとする社会にはソフトもハードも人の意識もまったく次元の違うものが生まれていると知った。患者中心とは、このようなことなのだ。

だからこそ病院は、ありとあらゆる癒しの世界を持ち合わせている必要があるし、それを是とする価値の合意が社会に必要になってくる。

こうしたアメリカの事情の奥には、典型的な民間保険の成熟した社会構造があるからで、保険の高低（貧富の格差）によりあからさまな医療の差別が実施されているという現実が横たわっている。これこそが「サービス」の神髄なのかもしれないが、あらゆるサービスが保険の値段次第で届けられ、正直、命の優先度合いまで保険料の差によって示されているような気もした。

しかし、当時としてはあらゆる意味で最高水準の医療を見せ付けられたことは間違いなかった。一方で、もし比較対照できる現場の視察が許されるのであったなら、最低の水準で維持されている癒しの世界にも触れておく必要があったかもしれないと帰国後に反省した。

「医療はサービス」という厚労省の言い方は非常に日本的で、通俗的であり、国民皆保険の人類平等の思想を表現しているように感じる。それは決して悪いことではないし、それが今日まで日本人の医療を下支えしてきたことは評価されるべきことだとも思う。

しかし、世界の現実の医療は国民皆保険の枠内の医療だけではない。平等を前提としていない医療も存在する。アメリカの医療は格差社会におけるそれであり、移民社会の米国民は好き嫌いにかかわらず、長い間許容してきた。高い保険料を払っている人たちは、病んだ心のスピリチュアル（霊的）な面を一緒に悩み苦しんでもらえるし、数多いＭＳＷ（ケースワーカー）は単に日本のように患者の退院先を見つけるだけでなく、退院後も患者本人と家族の心の悩みに耳を傾けるという難しい仕事も請け負っている。

病院内では高齢のボランティアがいる。患者のためのバザーを開き、何がしかの世話をし、スタッフだけでは埋めきれない隙間を彼ら彼女らがフォローしている。患者本位のケアはそうして行き届くようになる。患者のセカンドオピニオンが許されているのは普通のことであり、患者用の図書館で患者自身が自分の病気について学んだりもする。

米国の各病院には、秋田たちのような「癒しの環境研究会」などの研究グループは存在しなかった。すでに「癒し」は本格的に実践されており、本物の癒しの探究が行われていたのである。

〝信頼〟を育む窓口「地域連携室」の開設

二〇一四年八月一日、就任から四か月が過ぎたときに地域連携室を開設した。提案者は斎藤事務長だった。

斎藤は前職の病院での経験から連携室の必要性を痛切に感じていた。一言でいえば、どうすれば地域に信頼してもらえる病院になれるのか、というのがこの新設部署のテーマだ。

斎藤事務長が前職時代に共に連携室の立ち上げに携わった看護師を招請して、連携室の仕事の内容やその在り方について立ち上げに関わるメンバーにレクチャーしてもらうことから始めた。

地域連携室長には町井副院長に就任してもらった。新生の病院にとって重要な位置づけになると秋田は予測していたからだ。

病院の玄関から入った正面に「地域連携室受付」を設置した。その右手には従来からの病院の外来受付デスクが幅広く置かれているので、区別して目立つように玄関正面の上部の壁に真新しい「地域連携室」のプレートを掲げた。その五文字が秋田には「信頼連携室」と感じられた。受付の女性スタッフにはホテルのコンシェルジュのイメージで振舞ってもらうようにした。

壁の裏側には大部屋を設け、地域連携室のメンバー十人の机がところ狭しと対面式で置かれている。看護課長一名、医療ソーシャルワーカー四名、事務員四人の計九名に、室長の町井副院長が診療の傍ら相談に応じる体制である。ここで、地域の医療機関や福祉施設からの紹介患者の診察、検査の予約、医療ソーシャルワーカーによる入院・転院相談、在宅サービス事業所や福祉行政や患者・家族からの相談などを受ける。

従来の医事課の業務のいくつかが地域連携室に移行され、さしずめ小さな病院サービスセンターの様相になってきた。各センターへの検査・健診の予約連絡や諸検査の事前説明、患者本人からの診察予約受付、二次検査の対応など、内容は多岐にわたる。従来の病院の受付と異なる点は、外部からの相談や要望をここで集中して引き受けることで外部の人にとっては「何でも言えるところ」が病院内に誕生したことになり、院内関連施設にとっては市民や患者にダイレクトに説明する不毛な時間が省かれ、同時に安心して受け渡しが可能になった。秋田は、「改善というのは、このような効果的な〝一手〟のことなのだ」と認識を新たにした。

一般の人々にとって病院という場所は不安で特殊な環境だ。どんなに優しくしても足りないということはない。それほどの親切を売り物にしたい。そしてこのコンシェルジュ風の地域連携室が病院の顔になってほしいと秋田は期待を膨らませていた。

新しい医療法改正に伴い、二百床以上の病院は入院機能を重視することが明記された。これによって、外来機能はクリニックに任せるということが予見され、今後は地域での連携の大切さが益々重要になっていくのが理解できた。その意味でも、地域連携室が窓口となって近隣病院からの積極的な受け入れ要請に応えていくスタイルを秋田は早急に確立したかった。

当初は誰もが戸惑っていたが、徐々に慣れてくると市民の反応も冷静に受け止められるようになり、同時に多くの仕事が依頼され、医師への情報提供書や返信なども瞬時に対応して、診療情報管理室を介して遅れることなく連絡されるシステムが整ってきた。

医療機関の連携の要《かなめ》として、これほどダイレクトに「信頼」を実感できる部署もないかもしれない。しかしその「信頼」とは、病院にとっては最も必要な、そして当たり前のものなのだ。

そのためにも、患者数の減少時には他の病院へ患者の様子などを観察に行き、場合によっては転院交渉をも視野に入れた積極的な動きのできる連携室にしていきたい。これは患者のためにも、患者の家族のためにも、地域の施設や住民のためにも役立つ窓口になるということだ。

いわば「風車《かざぐるま》」のようになるということだ。外部から患者や検査の依頼という風を取り込んで、院内を円滑に回す機能。強い風にも耐え得るように育てていこうと「地域連携室」のプレートを見上げながら秋田は決心していた。

地域と共に未来を向く広報誌

前法人時代にも広報誌はあったが、しばらく途絶えていた。

ところが、初夏の頃に、熱意あるスタッフから「広報誌を発行したい」と申し出があった。秋田は、行政処分の重さを考えると時期尚早だと思ったが、よくよく考えると、逆に少しでも速やかに近隣の皆さんに新たなスタートの意思をお伝えするほうが未来に目を向けてもらえることになるのではないかと思い直した。

近隣の町内、各商店、医療機関などにも配布すると聞いて、尚更素早く新生坂本総合病院に馴染んでもらおうと、広報誌の発行に賛同した。

誌名は秋田が考えた『さくらんぼ』。秋田が初めて大学から派遣された東根市にある東根公立病院で食べて以来、甘さが忘れられない一番好きな感激の果実である。題字も秋田が書いた。

十月に発行された第一号には、秋田が理事長としての立場で寄稿し、その他、理学療法室のリニューアルの情報や健康管理センターの紹介、斎藤事務長推奨の再来自動受付機の外来設置の告知、新設の地域連携室のスタッフ紹介や業務内容、室長である町井副院長が語る連携室の意味と今後の役割なども掲載された。

年間三回発行で、各部署のスタッフの写真入りのコメントなど、温かい親しみのある広報誌に仕上がったと思う。広報誌でも紹介されて着々と新生坂本総合病院の変革の歩みが、足音を立てて前進している姿を理解してもらう努力が必要だ。

健診センターの多種にわたる医療器具の解説記事は、検診設備の充実を市民に伝えるものであり、ノロウイルスへの注意を促す予防法や特徴・症状のトピック、「健康祭り」のプチ情報、師長や新人スタッフの紹介、などバラエティに富んだ広報誌が完成した。

今後は、この広報誌が情報の発信源となったり、これを通して地域の情報を共有することになれば、お互いに協力関係が育まれ、仲間感覚が育つのではないかと前向きな気持ちも生まれてきた。

「自分たちのことを理解してもらう。そのために後ろめたいことはしないで正々堂々とする。広報誌にはそんな自己研鑽の効果があるのかもしれないな」

旧法人の過去の行いばかりに目を向けず、市民が未来に向けている目を一緒に持っていくことが必要なのだと、一冊の広報誌が教えてくれた、これを言い出してくれたスタッフには感謝の気持ちしかない。

困難を糧にする人、しない人

「理学療法室の床が古くなって、沈んで軋む音がする」

そんな目先の問題に向き合いながら、一方では、10：1の入院基本料は、看護師数の不足から本来ならば15：1の入院基本料に変更されていなければならず、過剰に受け取っていた診療報酬を遡って返還することになった初年度だった。Z厚生局とは分割での返納で合意したが、約一年を費やすことになった。

ＩＣＵにしても専任の医師がいなければならないのに専任の医師がいなかった。そんなこともポロポロと発覚していった。それでも早めに気が付いたことは最悪の状況を回避する幸運だったのかもしれない。

前法人からバトンを受けた後も患者数が思ったより減じなかったのは、ある意味幸運だったのかもしれないが、今後どのような事態が予測されるのかは、まだまだ測れない。

前法人が三百床を在院日数七〇％で計算し、新法人が二百四十床を八五％で経営すると、実質的には前者は二百十床、後者は二百四床となり、一日わずか六床の差でしかない。「無理なく運営できたはずだ」。その中で診療報酬で決められた看護師数や規定内在院日数を確実に守っていれば、「犯罪を犯す必要もなかったのだ」。秋田は自分事のようにそう考えた。

しかし、当の理事長他幹部らは他人事だった。未だに自分たちのミスを認めようともせず、むしろZ厚生局を恨んでいるという噂を耳にした。

「今自分たちが闘っていることの何分の一かでも前理事長らが理解したら、そんな非人間的なことは言えないはずだ」と思いながら、「この困難が自分自身を堂々と生きていく自信につながるはずだ」と自負していた。

事業譲渡によって、今後の事業内容を前法人の巨額負債を抱えるメインバンクをはじめ金融機関八社に対して、経営に対する考え方などを説明・承諾してもらう必然性があった。負債総額は約三十億円、うち八五%をやまなみ銀行が抱えており、実質的には、やまなみ銀行の承諾が全金融機関の承諾ということになる。

中田は全金融機関を集めてバンクミーティングを開催した。今後、経営が計画通りに行かなかったり想定外なことが生じたりしたら、当初協力的であったとしても信頼関係は失墜して行く。そうならないためにも、最初のオープンな関係の構築が必須だった。

それにしても、これだけの負債となると、毎年一億～一億五千万円を返済していくとしても、早くても二十六年、普通に返済しても四十年を要する。一人の人間が五十歳で返済を始めたとしても七十六～九十歳までかかると考えれば、いかに大変なことなのかが如実に想像できてしまう。

そのうえ、経営が常時順風満帆に進んで行くという保証もない。近年は、新規の医療法人や合併・分割を行う医療法人は持ち分なしの医療法人に限定され（※持ち分なしの医療法人に限定され、は意味不明とのご指摘あり）、かつてのようにオーナー理事長が個人資産を投げ打って一代で完結するという時代ではなくなってきた。それは、ある面では、持ち分ありの法人の場合、出資者が出資金の返還を要求してきた場合に生じる経営の圧迫を避けることにもつながる。法人の継続経営を優先して行うことで社会的な影響を抑制する方向に進みつつあると言える。一人の人間が人生を賭けて一つの法人経営に立ち向かう古き良き時代の手法は終焉を迎え、大資本を持つ企業のように臨機応変な対応力を持ったガリバーが、時代や制度の変化を呑み込みながら前へ進んで行く時代になってきた。

だとすれば、逆に言えば、多額の債務を抱えても経営リーダーの手腕次第で組織が生まれ変わる可能性はある。そこまで視野に入れると、現状がどんなに辛い経営を強いられているとしても、後世の繁栄を願って来るべき子孫の時代の栄華を夢見て現実に適応していくことが秋田の最大の責務と思える。

銀行にとっても法人にとっても、滞りなく返済を継続していくことが最低限の義務だ。「この返済が滞れば、銀行共々潰れる可能性が高い」と実しやかな噂として秋田や斎藤の耳に入っていたこともあって、どれほど新法人の時間が過ぎても緊張感ある経営であることには何ら変わりはないのだった。

第三章　救急医療と医師招聘

二年目（二〇一五・四～二〇一六・三）

実験的な院長の公募

藤田院長は、前法人理事長の親せきで、新法人の経営後も継続して院長を続けてきていた。当然、保険医療機関の指定取り消し時にはZ厚生局から「坂本家の身内ではないが、親族関係者の一人として責任を問われており、新法人の理事には加えないでほしい」と、事業継承の際に秋田ら経営陣に対して要請があった。

要請を受けるまでもなかったが、病院スタッフや市民にとって急な経営者交代が大きな混乱にならないよう、ある程度の責任ある立場の人が現場に残る必要があると判断して藤田院長には継続してもらったのだが、可能な限り早い時期に新院長を招聘する約束をZ厚生局と交わしていたことも事実だった。

この一年間、近い人たちには院長にふさわしい人材がいないかと声をかけていたのだが、なかなか芳しくなく、秋田は思い切ってホームページによる院長公募を斎藤事務長に提案してみた。希望としては五十歳代前後の活気溢れる人材が応募してくれることを願っていたのだが、期待はもろくも崩れた。何も反応はなかった。考えてみれば、働き盛りの五十歳代の院長候補が、仕事の合間に働き口を探している姿など、秋田も想像もしたくはないし、そもそもインターネットでオープンに病院長を探すなど、非常識だったのかもしれない。

しかし、会議を開いても消極的で個人的な発言に終始し、本人自身が「死に体」と漏らす藤田院長でこのまま継続していくのは組織的にはマイナスでしかない。

「理事長兼院長という体制も考えなければならないな」

模索するときの習性として執務室から夕日を眺め、秋田は自分を鼓舞していた。

一般の人々には意外かもしれないが、日本は他国と比べて人口における医者の人数は決して多くない。二〇一八年時点で医師数が世界で最も多いのは中国。次にインド、そしてアメリカ、ロシア、ドイツ、と続いて六番目が日本だ。半面、病院やベッド数は多いと長年言われ続けている。つまり、一つの医療施設における医師の数が少ないということになる。

国内では東日本より西日本のほうが医師の数は多いとも言われているが、募集に悪戦苦闘している秋田の実感としては、噂の域を出ないのではないかという気がしている。むしろ、首都圏の事情を知っている身としては、医師の偏在が年々顕著になってきた感がある。

データを見ると、一九六九年の段階では医学部数四十六、入学定員二千八百四十人であったが、約五十年を経た二〇一八年には医学部数は八十二に上り、入学定員数は二〇二〇年に九千三百人と五十年間で三倍以上に膨らんでいる。人口十万人当たりで言えば、一九六九年に一一三・六九人だった医師が、二〇一〇年には二三〇・四〇人となって、約四十年の間に二倍の医者が毎年誕生していることになる。しかし、それでも人口十万人当たりでは世界の五十位以内に入っていない（二〇一八年、世界五十五位）。

しかしながら日本の医師数が近年横ばいなのは、厚労省がこの辺で良しとしているからだと思われる。しかし、秋田が肌感覚で危機を覚える地域偏在の問題は、地方や過疎地となると人口十万人当たりでは世界五十位どころの状況ではない。狭い主観で見ていると、医療事故や救急事案の拒否といった状況が常態化する恐れがあることを行政も市民もどこまで感じ取っているだろうか。

医師偏在の解消に向けて「医師確保計画」と称する政策が二〇二〇年からスタートし、都道府県が医師偏在対策に取り組むのは、秋田が奮闘しているこの時よりもしばらく後になる。ただ、それにしたって「二〇三六年を目標に」というずいぶん悠長な話だ。平均寿命が八十歳を優に超える時代の対応策とは思えない。

約五十年前、僻地医療と地域医療の充実・是正のために設立された、いわゆる新設医科大学や自治医科大学（公設民営大学の私立大学）は、厚労省の思惑通りには行かずに、むしろ大都市圏を取り巻く医療圏に医師が集中するという逆効果をもたらしてしまった。つまり、机上論の医療行政では「医師確保計画」もどこまで効果があるのか疑わしくなる。益々地域格差の拡大を助長していくのか、医師の偏在に終止符が打たれるのか、ここが日本の医療界にとって重要な岐路となるのは明らかだ。

秋田が奮闘を続けていた五年の間にも新たに創設された医科大学や医学部もある。二〇一六年には、東日本大震災における復興という観点から「東北医科薬科大学」の医学部が認可され、沖縄の「琉球大学医学部」以来の医学部の新設となった。さらに二〇一七年には「国際医療福祉大学」にも医学部が新設された。にもかかわらず、医師の都市部偏在は一向に変わっていない。

なぜなのか？　医師の中には自分の子供の教育は都市部で、という気持ちが強いのかもしれないし、ここ二十年ほどで増えてきた女性医師に対しての無意識の偏見を防いだり、女性医師が出産や育児をしながらも専門医として十分に育成されていく環境が未整備であるとも言える。そのため、労働時間に比較的フレキシブルに対応できる健康診断医や産業医などに移行していく医師も少なくない。

だから、「紹介してほしい」と頼んでも、どこもぎりぎりの医師数でやっている以上、紹介などできるはずがないのだ。

ましてや過去には不正を行った悪印象は少なからぬ影響を人の心にもたらすのは当然だ。「もう違います」と訴えたところで、一度貼られたレッテルをはがすのは簡単ではない。

「とはいえ、一年目には許された言い訳も二年目は通用しないからな」

と秋田は自分に言い聞かせた。

紹介所から推薦されてくる医師も数はあるものの、やはり何かが二の足を踏ませるのか、連絡が途絶えてしまう。

秋田はこの後四年ほどの間に紹介所からの医師四人と面談したが、誰一人、眼鏡に適う人物はいなかった。必ず同席した斎藤も同じ意見だった。

一人だけ健診希望の医者として採用したが、専門領域の産科の医師を続けると、お産の当番が多く疲弊してしまうという理由からの転職であった。しかし、実際には以前から当院の健診は思った以上に利用者が多く、この医師の希望は叶えられたのかどうかは分からない。

看護師の確保にも「人の情」？

当院は約七十年の長い歴史もあり、近隣の各大学や関連病院からの非常勤医師の協力もあって現在に至っているのであるが、常勤医師が少ないのは、定住する街としての魅力の欠如かもしれないと、実際に住んでみて秋田は感じていた。教育熱心な家庭が多い医師の家庭を考えると、街に進学校や有名学習塾や子供公園などがほとんどない。教育支援の補助金支給や子供の医療費が安いなどの魅力があれば、賃金の上がらない現状の日本だから喜んで引っ越して来ることも想像できるのだが、刺激の少ない城下町の佇まいは「大人の街」ではあるが、移住という気持ちを揺さぶるほどの効果は薄い。

しかし、全国的に有名な「亀田総合病院」は千葉県の鴨川市にあり、鴨川シーワールドが見渡せる風光明媚な環境け療養に適しているとはいえ、入院病室からイルカやアザラシの芸が観られるわけではないはずだし、勤務する人にとっても通勤しやすい場所だとは残念ながら言い難い。人口三万三千人ほどで、日本の地方と同様、人口減少が止まらない地域でもあるという。東京に近いようでいて、交通の便は良くない。

このような場所で、大学病院と変わらない九百十七床のベッド数を持ち、豊富な職員陣容で日本でも最先端の医療が行われている。数多くの高名な医師陣も揃えているという。見学にも行ったことはないが、レベルの高い医療村の様相を呈しているそうだ。いったいここにはどんな魅力が隠されているのか？　医師に対して特別な待遇が施されているのか？　設立者の理念や意図が浸透し、生きがいを感じて集まるのか？大きな医療村構想に発展性を感じているのか？

K市よりも遥かに人口の少ない海辺の小さな町で、医療機関として成り立っていることに、秋田は医療関係者の一人として以前から畏敬の念を持って見ていた。僻地であるにもかかわらず、坂本総合病院より遥かに大きな規模で、〝東洋のメイヨークリニック〟とも評価されている。何がそうしたことを可能にしているのか、経営陣の知恵を一度拝聴したいと思っていた。

医師だけではない。看護師もこの国は不足している。

日本全国、看護師の募集をしていない病院はほとんどないと思うほど、どの地域に行っても病院前に「看護師募集」の看板を目にする。インターネットでも病院紹介のついでに看護師募集の告知は医療業界の常なのだが、それほどに看護師は不足している。

秋田も首を傾げるしかなかった。以前から無料保育所なども完備しており、施設的な充実度合いは広く知らせている。近隣の病院と比較しても給料に大きな差があるとも思えない。それなのに……。

時間は経っても、やはり取り消し処分の影響があるのだろうか？　それとも自分たちの致命的な欠点に気付いていないのか？

秋田が、この年の九月から地元の医師会が経営する准看護学校の講師を引き受けた理由の一つに、少しでも看護師の募集につながる情報収集や看護師を目指す人たちの気持ちを理解できればという気持ちがあったのだが、人口十数万都市での看護師の発掘は容易ではなかった。

全国的に見ると、二〇一八年末時点で看護師数は約百二十万人。うち七四％が病院勤務、クリニックに一一％、介護保険施設が六・五％、訪問看護ステーションに四％という割合で就業している。その他にも社会福祉施設、保健所、学校、一般企業などが看護師の就職先としてあり、働く場所としては少なくない選択肢があるのも看護師の特徴である。

しかし、各病院・施設によって看護師の仕事の内容は若干異なり、一般病院の看護師は、大学病院と比べて医者の数も少ないため看護全般を担っており、許される医療行為にも関与することが増える。専門職とは違った意味で幅広い対応力と忙しさが予測されるので、逆に考えれば、大学病院での教育が終了した後に一般病院での幅広い看護知識や病気への対応を習得することで、看護師としての能力がさらにブラッシュアップする有意義な経験が積める場所でもある。

その意味で、今の看護部長は、インターネットを活用した看護師のためのeラーーニングなども盛んに行っている。これもまた看護師募集にいつか貢献することだと思って秋田は見ていた。

秋田が理事長に就任していた五年間、看護部関連で問題が起きたことはほとんどなかったし、報告・連絡・相談のミスなどで注意することもなかった。全職員数の三分の二がいる大所帯であるにもかかわらず、口で言うほど簡単ではない苦労を看護部長が担っていたものと思われる。

看護師に応募してきた者の中に、秋田が試行錯誤してつくり上げた理念の内容に感動して就職を希望したという人間が複数名いた。改めて理念の重要性を認識すると同時に、その感受性豊かなスタッフたちの夢や希望を失わせない魅力的な環境づくりと教育の充実に力を入れなければいけないと秋田は思った。病院の要は理事長でも院長でも事務長でもない。看護師だ。ネット社会を謳歌している現代の若者ですら昭和生まれの秋田の作成した理念に心を打たれたという事実は、病院経営に必要なことはそうした人の「情」が通じ合う人材なのだということを教えている。

秋田がよく口にする「働きやすい環境づくり」は、真新しい設備や便利なシステムのことだけを言うのではなく、人と人とが関わり合って医療が生まれることを思うと、医療的な豊かなマインドを持ったスタッフがたくさんいることのような気がする。

秋田が育った時代の医療界と違って、医師も看護師も男女の区別を強調することは非常に少なくなっている。ジェンダーフリー時代の魅力的な職場こそがスタッフにも利用者にも心地よい環境なのかもしれない。

地域包括ケア病棟とリハ・スタッフ

秋田が二年目に仕掛けた改革の一つに「地域包括ケア病棟」の拡張がある。

これは、急性期治療がある程度終了して退院も視野に入れ始めたときに、病状が安定した患者を対象として、在宅でも介護施設でも復帰を促す身体的精神的なサポートの役目として、リハビリを行う病棟である。

従来、急性期治療が終わると退院するだけ、その後通院に切り替わる患者もいる、というのが一般的な回復支援だったが、より早く社会復帰したり、状態の維持・向上を目指す必要がある。

そのために、病棟には専従のリハ・スタッフを配置し、看護師から在宅療養への対策アドバイス、専任の相談員からの退院支援や退院後のケアサポートなどが行われる。入院期間は二か月間が限度と決められており、入院費は定額で、リハビリテーション料、投薬料、注射料、処置料、検査料、入院基本料、画像診断料などのほとんどが定額内の費用に含まれているので、期間と目的がしっかりしている分、一般急性期病棟よりも入院基本料がやや高めである。

秋田は、他の一般病院よりもリハ・スタッフを多く抱えて手厚いリハビリができることを〝売り〟にしようと考えた。多いときは約七十名ほどのリハ・スタッフが在籍していた。

もともとあらゆる病棟にリハ・スタッフは配置されて、真面目な若者が多く、秋田の就任前から機能的で無駄のない行動が訓練されていた。一様に純粋で一生懸命に仕事をする。

リハ・スタッフには診療報酬の意図するところを前向きに理解している人が多く、新設される「包括ケア病棟」でのリハは何が目的なのか秋田よりも理解度が高いようだった。

「経営改善に大きな役割を果たすのは間違いないないな」

秋田は久しぶりの感覚で満ちていた。

思いがけなく現実認識の高さと意欲を持った若者が多いことを発見した秋田と斎藤は、「打てば響く」スタッフが整形外科の南部長の的確な指導の賜物だと知って、人材は手を掛ければ間違いなく育つことを確認できた。

全般的に、若いスタッフの意識は民間病院としては高いと感じていた。ただ、部内の会議の進め方が上手ではなかったり、時間に対する考えが甘かったりという問題は見かけられ、それは斎藤が根気よく関わりながら改善されていった。斎藤は院内のさまざまな場面で良き相談相手となって信頼関係を強めていった。

本当に斎藤には頭が下がる。いつも「ありがとう」という短い言葉の中に深い感謝を込めて秋田は伝えた。

リハ・スタッフは、秋田の予想を超えて病院に貢献してくれた。その証拠に後年（五年後）、日本医療機能評価機構の受審時にはリハ部門の評価では稀なＳ（最高）評価を取得することになるが、まだ、このときはそんなことを考える余裕などなかった。もっと言えば、最終的には包括ケア病棟の拡張・充実が経営改善に大きな役割を果たしていくことになるのだが、それもまだまだ多くの苦難を乗り越えた先のことであった。

そうなった要因は、初期に行った三十床から増やしていった病床の九十床までの拡張と、それを可能にしたリハ・スタッフの日頃の弛まぬ努力だった。

病院と医師が間違ってきたこと

坂本総合病院には、身体障害児の患者を受け入れる「小児リハビリセンター」が設置されている。人口規模から考えると稀な施設だったが、地域への安心感という意味で秋田は当初から損得勘定抜きで全面的にアシストしてきた。

しかし、センター内部での医師とリハ・スタッフとの軋轢など問題が生じることが増えてきて、度々その内容が秋田や斎藤の耳に届いていた。根本原因は、一人の専門医だけがさまざまな障害を抱えた子供の親たちの個別の要求に振り回されて、一人では対応できなくなっていたのだ。真面目なリハ・スタッフは障害児の親の想いに寄り添い過ぎて「助けてあげたい」気持ちが強くなり、一方、孤軍奮闘する学究肌の医師は一律的で最低限度の対応で済ませようとする。臨機応変にできるのに融通の利かない状況が続いていたのだ。

するとエネルギー溢れる若いスタッフは六十歳の学究肌の医師の堅物さに不満を口にするようになった。「毎日でもリハビリをしてほしい」と願う家族の意向を医師が無視するのはリハビリを専門とするスタッフにとっても気持ちを逆なでされることだった。

この医師は一度怒り出すと自分でも感情を止められない人で、夜中の十二時過ぎまで三時間も四時間もスタッフを立たせて説教することも一度や二度ではないという情報が以前から寄せられていた。完全なパワハラである。真面なことを言う半面、闇の部分を隠していると思われた。子供たちの親に余計な気遣いをしないように気を使っているスタッフの苦労を思うと、秋田はこの医師と一度面談してみることにした。

すると、覚悟をしていたのか、過去何度か注意された事項を思い起こしたのか、自ら辞任を申し出てきて、お互いの理解と了解を得て辞職となったのである。

なぜ、このような事態が起こり、その多くが医師のほうに問題があるのか。

前法人には一律の同じルールではなくそれぞれの経歴や経験年数によって個別の条件で雇い入れられており、同じ部署の医師の間でも格差として表れていた。そうすると、契約した条件には含まれていないという屁理屈にもならない理由で安易に病院の要請や意向を覆したり、方針を拒絶する医師が未だにいた。

旧法人の契約が、いつまでも効力があるかのような勘違いを平気で吐く常識外れの医師。自分に都合の良い前法人の条件でなければ取り合わないという非協力的な医師。自分の主張を組織に対して一方的に貫き通す医師。それらに対しては、患者の評判やスタッフとの関係の構築度合いなどさまざまな情報を用意して面談するのだが、地方の病院が抱える医師事情を考慮すると、よほど劣悪で無能な医師でなければある程度我慢をして、今まで通り当院で働いてもらわなければならない秋田らの弱みもあって、〝即刻退場〟の英断を下すことは不可能だった。旧法人の経営者が、この強気の条件を丸呑みせざるを得なかった事情も分からなくはなかったが、内部崩壊はこうした腐敗の放置から起こることも事実だった。

もともとY県および近隣の県には古い国立大学が二校あった。その後、医学部のある新設大学が三校増え、毎年各大学で百名の医学部卒業生が出るとはいえ、卒業と同時に東京や大阪など都市部の大学に帰属するケースがほとんどで、地元の大学に残る研修医はほとんどいない。

乱暴な言い方をすれば、学生は資格を取るまでなら大学はどこでも構わなくて、医師資格を取得した後に○○大学の△△教授の医局に所属できるかどうかに意味と価値があるのだ。だからその選択肢が多い大都市に自分の未来を託すのだろう。しかし、秋田が生きてきたリアルな話をすれば、有名教授の弟子になることは一つの手段かもしれないが、決して本人にはなれないことは知っておくべきである。

「医師の崇高さや存在意義も多様なんだよ」

と、誰ともなく呟いた。

この三十年、医療機関の管理者として医師集めに奔走してきたと言っても過言ではない秋田には、医師の社会的常識の不備にほとほと嫌気が差していた。

もちろん全員がそうではないが、想像以上に勘違いをしている医師が多すぎる。まず、面談したくなる魅力的な医師はおろか、一般常識を持った者が少ないというのが実感だった。病院という組織あるいはチームで働く役目であるはずなのに、自分のテリトリー以外のことは組織に押し付け、チームに我慢を強いる理由が理解できない。「普通」の医者を目にするだけで感動してしまう。腕も普通、社会常識も普通、性格も普通、何もかも普通、そんな医師であれば喜んで迎え入れたいと思うぐらい、医師採用の問題は永遠の重要課題なのだと覚悟している。が、「一医療機関だけの問題ではなく日本という国の問題であり、日本人の命の問題に関することだと共通認識できる人がどれほどいるだろう」と医療界、医療行政を含めてまっとうな姿になってほしいと心から願っていた。

財力に余裕のある医療機関は、一つの方法として、〝客寄せパンダ〟を利用している。高名な医師を破格の待遇で招聘し、そこに研修医なり優秀な医師を公募するという手法だ。しかし、当然のごとく、高名な医師に来てもらうにはそれなりの医療機器や特殊な専用機材も必要になり、単に年収だけを考慮すればいいというわけではなくなる。

また、教育環境や子育て環境がどれだけ気に入ってもらえるかという現実問題などもあり、そうなるともはや一医療機関だけで解決できることではなくなる。特に、比較的のんびりとした地方都市の教育環境と、進学校や有名進学塾などが乱立した教育環境とは比較され、自身も高い教育を受けてきた医師がすんなりとゆとりのある教育環境を選ぶとは思いづらい。

すぐに効果は出ないかもしれないが、近隣の各大学との関係を強化・維持すること、勤務する医師や職員が働きたくなる職場環境を永遠に提供すること、そうした地道な努力を抜きには考えられないのかもしれない。

組織を変えるための賞与

近年の病院経営において自前で従業員の賞与を支払うことができる医療機関は、よほど余裕のある優秀な医療機関だ。ほとんどの医療機関は賞与時期になると銀行から短期融資を受け、次の賞与までに月々返済していく。以前、秋田が経営していた病院もそうだった。

そのこと自体は経営の問題なのだが、秋田が考えるのは、銀行から融資されて賞与が受けられている事実をスタッフにおおまかにでも伝えることは、決してマイナスにはならないのではないかということだ。

そうすると、「もらって当然」ではなく「その分は働こう」とモチベーションを高める人材もいくらかは出てくるはずだ。何もしなければ、そういう人材も生まれはしない。賞与が少なくなったときに、理由を考えるだろうし、改善点を探し始める人も出てくるかもしれない。いずれにしても銀行から借りたお金で賞与を支払っているという事実を隠すことだけが病院の運営にプラスだとは思えなかった。

だからこそ、賞与にも給与にも、何がしかのメッセージを付けて渡すことはチーム全体のためなのだと秋田は思うのだった。そして、そうした事実および現状の背景が理解されたとき、改革の意味も伝わっていくのだと考えている。

本当かどうかは別として、昔読んだ本に三分の一の人間が組織全体に影響を与えていると書かれていた。実感としても、そのように思う。であれば、病院のことを理解し、病院のことを思ってくれる人材が三分の一いればいいのだ。罰を与えたりして良い方向へ導こうとしても、おそらく本当の解決にはならない。

「価値観を形成していくのは理事長ではなく三分の一の人間なのかもしれないな」

自分の考えに秋田は深くうなずいた。

さまざまな組織論がある。どれが正しいという判断すら難しい。

ただ、秋田が「これは間違っているのではないか」という組織論は、「すべて同じにすること」という誤った平等主義の経営だ。

例えば、賞与についても、一律に「二か月分」などという同率の支給システムには疑問を持っている。優秀なスタッフを残すための制度ではなく、無気力なスタッフの救済処置にしかならないからだ。簡単な話だ。他の医療機関が賞与を「三か月分」と提示した瞬間に辞職されてしまうのは、自分のことをよく分かってくれる職場かどうかの物差しになるからだ。

やる気のあるスタッフにやり甲斐をもたらす制度にどうしても変えたかったし、そのことが長く組織を継続させる大きな原動力となって、最も常識と安全を必要とする医療機関の基盤を築くものだとすら秋田は考えている。ひるがえって、医師不足の問題も看護師不足の問題も、そうした「みんな同じはやらない」という表明がプラスに働くこともあるはずだ。少なくともタブーなき改革とはそういうことなのだと自分に言い聞かせる秋田だった。

二年目を迎え、秋田はそうした自身の考えに基づいて、斎藤事務長ともよくよく相談のうえで、職員がやる気の出る評価基準を設け、新法人にふさわしい賞与を実行することにした。

人間は、往々にして自分に甘い。それなのに、自分のことを知っているつもりで高い自己評価を下してしまう。

そうすると、組織内での評価と自分の考えが合致しないときに「間違っている！」と怒り始める。組織というものは、その中での自分の評価が給与や肩書などに反映されるのに、自分自身は高く評価されたり特別に扱われるのが当たり前であるという身勝手な考えを押し通そうとする。これが先に述べた医師の傲慢なスタンスでもある。

だから秋田は、日頃からスタッフに「自分のことが一番分からないんだよ！」と諭してきた。自分の評価は他人がするものだ。他人の中にいる自分を自分で評価するのはナンセンスでしかない。他人の厳しい評価こそが最も総合的客観的なジャッジで、信頼度が高い。

だから逆に考えれば、「自分なんて」と卑下する必要もないということだ。自分のままであれば正当な判断が客観的に示される。だから、何を改善していけばいいのか、そこから分かってくるのだ。

新しい人事評価を導入するにあたって、三六〇度評価というものを採用した。自分の部署の上司、部下、近隣関係部署のスタッフの評価、など合計で五～六人からの総合的・客観的な評価を受けて本人に報告するというシステムだ。しかし、絶対的な評価法などはこの世には永遠にないのだから、改良を重ねてより良いものに精度を上げていきたい。

この評価の本当の成果が表れるのは、十年単位で総括を重ねた後のことだが、職員に新たな気持ちでやる気を起こさせるシステムであることが今は重要なのだ。

救急医療改革を阻害する複雑な問題

年に一度ではあるが、消防署主催で医師会の役員や救急担当役員の医師、独立法人病院の院長はじめ救急病院の院長クラスの医師らが集まる懇談会が開催されている。市長も同席することが多いようで、それこそ地方都市としての優位性だと言える。

その席で前年度の救急受け入れの実態を消防署が発表する。おそらく前の経営者たちは毎年、消防署の救急受け入れの要望の強さに肩身の狭い思いをしていたに違いない。秋田にしても、現場の実情を考えれば、「これまでの分を取り返します」などとは言えない。正直に言えば、自分たちに腹が立ってしまうし、この場を逃げ出したくもなる。そんなことは秋田と斎藤以外、病院の誰も知らない。何を知らないのか？

「この地域一の民間病院としての重責・役割を十分に果たしているとは言えない」こ

とを理解していないのだ。それを理解してほしいのだ。行動指針「社会への貢献と社会からの信頼を得るべく努力する」ということの現実との乖離を感じてほしいのだ。

当院の当直は非常勤医師が七割を占めて非常に高い。しかし、このことがプラスとして業績に表れていない以上、見直さざるを得なかった。

ある程度の大きさを持つ一般病院（三百床クラス）の当直医は、二人の当直医を要することが多い。一般的に内科系、外科系医師に分かれて、内科・外科どちらの患者が来ても良いように最低限の対応準備をしている。

ところが、当院では第一当直医と第二当直医という割り振りを採っていた。非常勤医師は内科系、外科系とは決まってはいないし、内科系医師同士のときもあれば、外科系医師同士の場合もある。つまり、はなから救急を重要視していない数合わせの体制なのである。他の病院と違うのは、第一当直医が外来患者や救急患者を受け入れる係で、第二当直医は入院患者に何か異変が起きたときに対応するという役割になっていることである。第一当直医は非常勤医師が多く、第二当直医は当院の常勤医師が当たることが多い。つまり、救急は非常勤医師に任せるという構造なのだ。

しかも金銭に絡む問題でもあり、若い医者には生活そのものに直接影響が及ぶ問題でもあるので、一か月や二か月で「新法人はこのように変えました」と言って、簡単に決まるほど単純ではなかった。当直に来ている医師や大学の医局に紹介してもらうような時間も労力も要する案件であることが判明したのだ。

第一当直医と第二当直医の医師との間で仕事の内容が違うし、当直医同士で事前に打ち合わせがあるとも思えない。お互いが非常勤医師同士となれば顔を合わせることもなく、同じ日の当直でお互いが何をしているかを知る由もない。秋田の考えた新しい提案では、救急を扱う第一当直医（主に非常勤医）には救急の受付を特にお願いをしなくてはならず、入院をさせることで当直料とは別に入院執行（誘導）料金まで特別に支払うことになる。入院させた報奨金とでもいうのか、近年実行している医療機関も増えていると聞く。このインセンティブ制度を七月から導入し、入院患者一人につき七千円の手当を付けた。

しかし、インセンティブを導入しても頑なに救急に対応しない医師もいる。自分の勤めている病院が常時忙しいと、当院の当直に寝に来る医師も珍しくない。夜中の人手の少ない時間の出来事でもあり、スタッフのヒエラルキーから考えてみても事務方が当直医師に強く言えないようだ。中には、事務的に医者を扱う無謀な救急病院も事実上存在する。

その一方で、インセンティブを利用しようとしまいと関係なく、消防署の意向を汲んで進んで対応してくれる、管理者にとってはありがたい当直医師も少なからず存在している。しかし、それも全体の二割だと秋田には映った。

経営者として、数字で見てみようと月別にインセンティブの額を調べたが、十二万円から多いときで二十万円ほどであり、救急患者数としても十五〜二十人前後の救急受け入れである。ということは、以前と比べても少しも増えているわけではなく、むしろ減っているような気さえする月もあった。

「八割は期待できない、インセンティブも効果がないとなると、考え方を根本から変える必要があるのだろうか……」

救急というものの重要性と、人がそこに関わる問題と、まったく次元の異なるものを一つにしようとしているのかもしれない。それに加えて、救急現場は遭遇してみないと判断のできない未知の領域であり、医者個人の考え方や、科の特殊性、当直日の医師の身体具合、検査体制、スタッフの数など、受けるも拒絶するも千差万別の理由がある。「救急」という一言の中に多種多様な世界が存在するのだ。

そうであっても、市民および地域の医師会のためにも、社会的認知に沿った信頼される医療機関になるためにも、自院の理念のためにも何とかしなくてはとの想いを秋田は一層強くした。

例えば、考え方の一つとして、救急医療の専門医をそれ相応の金額で、夜間の救急対応だけを目的に依頼するという方法もあるかもしれないが、躊躇した。それは、今までの常勤外科医師が病気を悪化させ亡くなったことによって、夜間の外科対応に制限を掛けざるを得なかったことも大きい。

救急を嫌がらない医師を時間をかけて発掘していく努力が大切であるという〝当たり前〟の結論に達したのは理事長を辞した後である。

「五年という歳月ではそれができなかったことは、裏を返せばそれだけ救急医療を整えることはこの国では難しいということであり、人命として捉えれば早急な救急医療体を要することなのだ」

と秋田は改めて思うのだった。

改善不全への固執から脱却する

病院改革を大きなテーマとする「患者増プロジェクト会議」なるものを斎藤事務長中心に開催した。各部署の役職者、非役職者、老若男女を問わず、改革・改善に前向きなスタッフを集めて積極的に病院を変えて行こうという会議を開くことになった。

経営不安を取り除く再建策を、積極的なアイデアを有する人間に集まってもらって現状の当院の問題点を洗い出し、整理し、改善策を話し合い、より具体的な立案やアイデアを募り、良い意見は速やかに実行に移し、近隣の開業医の先生方との協力関係も含め、この会議でも救急対応に向けての話し合いをすることで、医師のやる気を確認する意味でも現状の経営の実態を説明して、より一層の救急体制の充実の協力を叫ぶことにした。

第一回の会議の冒頭で秋田は、救急対応について積極的に受け入れてほしい旨を訴えた。特に、消防署や開業医から紹介される患者の対応が最も現実的で喜ばれる行為であること、消防署も症状に合わせたトリアージ（病院選択）をしていること、を伝え、今後は新たに救急医療や開業医からの入院などの医療要請に積極的に対応するように懇願した。

ところが、医局を代表して出席した町井副院長が設備不備を主な理由に、救急医療に関しては予防線を張るような消極的な意見を主張し続けたのである。最も受け入れをしなければならない医師が、救急に二の足を踏んでいる状況では、そこに右に倣えの看護師共々コメディカルのスタッフは口を閉ざすしかなくなる。

「先頭に立たなければならない当事者の医師がこれでは……」

秋田は心の中で頭を抱えたが、表情には出さないよう気を付けた。

しかし、当然のように会議は晴天の空に突然暗雲が立ち込め、今にも雷雨が降る前触れのように暗闇で覆い尽くされた。異様な静寂が続いた。

進行していた司会者も、一度副院長から発せられた言葉を聞かなかったかのように葬ることもできず、かといって他の出席者に発言を促しても誰も言葉を発することはなく、淀んだままの沈黙が続くだけだった。

秋田が決死の思いで救急対応への自覚を促すことを目的に構想したこの「患者増プロジェクト会議」は、たった一人の消極爆弾発言で、一瞬のうちに闇の中に埋没してしまった。たとえ副院長に根回しをしていたとしても、賛成すれば常時救急を受け入れなければならない羽目になり、本人にとっては決して望ましいことにはならないので、結果は同じであっただろうと秋田は悟った。結局、この会議では目新しいことは何も討議されず、三回という短命で終了した。秋田自身が声を荒げて自分が大学時代に救急に従事していた頃の積極的な姿勢や意欲について述べたが、笛吹けど踊らず。

「悲しいかな人間はポジティブさよりもネガティブな要因に近づきやすい生き物なのだ」

そう実感したのが会議の収穫だった。

こうして、秋田の直接的な病院全体への救急の呼び掛けは、音を立てて瓦解したのである。

救急対応もままならない現状を見据え、当院の特徴の一つである四つの病棟（急性期、回復期、包括、障害者）をより機能的に活用できないかについてディスカッションをする方向へ転換した。救急に関しては秋田個人が積極的にスタッフに医者としての背中を見せていくことにして、しばらくスタッフへの積極的な働きかけとしては沈黙することにした。

そこで、昨年新設された「地域連携室」を病院の窓口の機能強化の一環としてより活用していくと決心し、そのように明言した。

さらに、国の診療報酬改定によって二百床以上の病院は入院機能を重視し、外来についてはクリニック主体となり、病院での外来は縮小方向であることが示された。これを受けて院内で議論を重ねた結果、入院医療に重きを置くこととし、近隣医療機関との棲み分けを明瞭にしていくことが「地域包括医療ビジョン」の趣旨に合致すると判断した。

そのため、クリニックからの紹介患者は検査・治療を含めて「地域連携室」が窓口となり、積極的に情報公開と宣伝などの情報提供に取り組むことにしたのだ。動き出さない救急への固執から脱却を図る布石でもあった。

二〇一六年に改定された診療報酬では、大学病院や大病院の初診料はクリニックからの紹介患者は保険適用となるが、紹介でない場合の初診は保険医療適用外となり初診料は当該病院の設定金額で徴収されることになる。すでに大学病院や五百床以上の医療機関では初診料が五千～一万円ですでに執行されている。近隣の独立法人病院でも五千円の初診料が適用されているという。いずれ三百床クラスの病院にも同様の診療報酬規定が適用されると予想され、入院機能に精力を向けた体制作りを今のうちに行っておくべきだと感じている。

つまり、日本でも裕福でなければ初診段階で気楽に大病院には罹れなくなる時代がくるのだ。そして、将来的には外来はクリニックが担当し、入院は病院で、という図式がはっきり打ち出されたわけで、今後も外来縮小を見据えた改革を行っていくのが賢明だ。これまでのように外来機能を強化する理由もないということであり、経営会議を通じて島谷顧問からの助言も受けて、少しずつ方向性は明確になってきた。

非常勤医師が多く担当する外来部門に関しては、患者数の少ない科を閉鎖して診療日を減らす必要もある。しかし、専門的な特殊な科については地方では大学以外ではなかなか診療が難しいこともあり、この規模の病院としては近隣市民のことを思うとそう簡単に閉鎖するという単純な見極め方もできない。要望に応えるには、平均してどの程度の患者数が必要か調査する必要がある。過去の自治体病院や国立病院が重ねてきた過ちを民間病院が踏むわけにはいかない。そうした当然のことを頭の片隅に置きながらの検討である。

特に当院は、入院収入が七割を超えているため、検査・診断・治療という戦略をより具現化することで、検査機器での充実感とともに他施設との差別化を図りたいと考えた。紹介元のクリニックに患者をお返しするのが厚労省の「地域医療ビジョン」の趣旨でもあるので、入院患者についてはその趣旨の要項に沿って早い時期から実行していく予定である。

そうした変革の意思を示し、具体的なアクションとして掲げたのは、上半期については、新病院の要である院長・副院長の公募／働く医師の招請／看護師の人数と内容の充実／当院で導入決定となった地域包括ケア病棟の充実／働き甲斐のある就業規則の作成／二次救急病院としての当直医を含めた体制強化／これまでの木曜日の午後の半休を土曜日に変更、などである。下半期は、内科・外科の充実と各科との共通カンファランスの開催／各科の仕事内容を知るための院内勉強会の創設／賞与のための新人事評価制度の導入などを年初めに掲げた。

前年六月から理事長、院長、副院長、看護部長、事務長、各科の責任者（課長・係長など）、特に経営に影響を及ぼす部署の職場長を集めた「職場長会議」を月に二回開催していたが、各部署の責任者に質問を行い現場の状況を知る重要な会議であることは間違いなかった。

斎藤事務長主宰の職場長会議は各部署の責任者が集まり、現場でのさまざまな課題の進捗状況や連絡事項のミスなど、各部署間の連絡や病院全体の仕事の流れを見直す現場の直属の上司のあり方が問われる会議である。

当初は前向きな発言は少なく事務長も各職場長に発言を促すも、一向に反応がないことへの苛立ちを抑えていたが、時間が経つにつれて徐々に事務長の真意が理解されるようになり、各部署の課題を会議の場で取り上げることに違和感を持たなくなり、それなりに会議としての役割も鮮明化され、意見も多くなり活気あふれる会議として徐々に確立して行った感がある。収支を中心に経営状況を検討する経営会議と現場の仕事内容に特化する職場長会議の両輪が、新生坂本総合病院の経営・医療を担うという意味でうまく機能することができれば、改革・改善の方向性は良好に向かい、各部署の自信にもなり、新法人の管理者側の意図や意向も浸透してきたように感じる。

経営会議も職場長会議も、出席する責任者は大半がほぼ同じメンバーで、経営会議は月に一回、職場長会議は二回行っている。そのため、月に三回も会議に出席している責任者は同じことを頭に叩き込まれるので、連絡ミスや勘違いなどは起こりえないと思われるし、もし起きても早い時期に修正が可能になるし、その間責任者の考え方や指示の仕方なども十分学習できて、緊張感の生まれる会議体だと秋田は自負している。

コミュニケーションと信頼はどうつくる？

前年、すべての問題の根源に、コミュニケーションの問題が大きな壁となって立ちはだかっていることを強く認識した秋田と斎藤だったが、病院職員宿舎の宿泊部屋に空きがあるのを知った斎藤は、その部屋を「第三会議室」と称し、そこでスタッフが相互理解を深める飲み会を開催することにした。まずは身近な事務局スタッフに声をかけ、その後、各部署に参加を呼び掛けた。

仕事上での生の声を気楽に聞く機会が得られただけでなく、開設間もない「地域連携室」の全体会議を昼間開くには制約があり、勤務時間終了後に「第三会議室」に集合して、今後の課題の調整や問題点の整理をする気軽なミーティングが可能になった。

各人が準備した飲食物を持ち寄って、斎藤事務長が自ら業務用の鉄板の上で肉や野菜、魚介類などを焼きながら、十～十五人ほどのメンバーで長い時間話し合うことも年に数回あった。秋田も斎藤も職員とのコミュニケーションを積極的に取ることを心掛け、時間を作った。

肝心の医師たちの多くが病院経営に対する意識改革の改善と協力が進まない以上、病院の収益が上がらないのは当然であり、医師の意識改革が進んでも医事能力（保険点数をうまく利用した検査方法の熟知と実践）アップと内容の充実が伴わないと、医業実績には結びつかない。エネルギーを注いでも思ったように改善されない医師たちに固執するよりもスタッフとの共感を大事にしながら、日々のプレッシャーや不満を発散させてあげたいと思っていたし、スムーズな情報提供などで、良い関係を積み上げて行くしか術はなかった。

「逆に考えれば、トップとスタッフがこうしてダイレクトに対話できるのは良いことだ」

と秋田は前向きに捉えていた。

日常とは異なる場で話を聞いていると、スタッフの本音も聞きやすい。医師たちの多くが、プライドが高くて他人の意見に耳を傾けるのが嫌い、自分は好きなことだけをやる、子供じみていても身勝手にしたい、といったことをスタッフは当然のように感じているのである。

もちろん、診療成績も優秀で、職員への態度も立派、文句や言い訳も少なく、医師や職員・患者から尊敬される医師もいるが、そうした医師ほど問題を起こさないので目立たないことが多い。

プロ野球のように、個人の成績が落ちたら翌年の給料は下がり、成績が良ければ翌年は年俸が上がるという分かりやすい図式があるのなら自己都合やわがままの入り込む余地は少なくなる。観客動員数が増えれば給与に跳ね返るという当たり前の仕組みは分かりやすいし、モチベーションも高くなる。

「なぜ医師は年俸制のシステムの中にいるのだ？」

秋田が常に首を傾げたくなる摩訶不思議な世界が現実の医療業界なのである。

「大学教育に三十年ほど前から『医療管理学教室』が出現したのは、いかに現場の管理が困難かということの裏返しでもある。さらに言えば、身勝手な医師の現実を経営的視点で捉えるならば、大学教育のカリキュラムに必須単位として『一般社会道徳学』なる科目を設けてもいいんじゃないか！」

そこまで秋田が思うのは、一つ間違えば死に至るような病人を助ける重要な使命を医療者は持っているからだ。そして、その運営母体である病院組織の稼ぎ手としての大切な使命を医師は特別に有してもいるからだ。もし「正しい医学道」があるとすれば、運営しながら人を助けることで、威張り腐っていて許されるという世界ではないし、ありきたりの世界でいてほしい。

全国のどの病院に行っても、大なり小なり医療社会の特殊なヒエラルキーがあり、地方へ行けば行くほど偏向に満ちているとも思う。需要と供給のバランスがそこに別の意味で成り立っているからなのであろう。が、「医者は医者の言うことしか聞かない」という現実は、忖度する周囲の問題もあるが、根本的な人間教育の欠落、道徳観念の欠如に他ならない。

秋田自身も医者である。そして、管理者でもある。長い間には良い意味でも悪い意味でも一緒に働く医師に忖度をしてきた一人でもあるが、それゆえに、もうこのあたりで医師の非常識な態度を許す風潮には終止符を打ってほしいと願うだけなのだ。

「信頼というのは、悪を断ち切って見せる、ということから生まれるのかもしれない」

教育という時間のかかる行為には信頼の裏付けが必要で、信頼を醸成するコミュニケーションを疎かにできないのだ。

昨年一月に設置した「改善意見箱」の意見が三か月間で二十通ほど集まった。人数の多い看護部の意見が多く入っており、スタッフの医師への不満が依然として強かった。その原因は、新体制になっても過去の意識をそのまま引きずっている医師とスタッフとの温度差によって信頼関係がすでに崩れており、修復の難しさを考えさせられた。勝手気ままにやりたい放題で非協力的な医師が実名を記されてやり玉に挙がっており、逆に日頃の仕事を普通に頑張っている医師はそれなりに評価・信頼されていることが容易に理解できた。

スタッフのモチベーションの低下は、優秀なスタッフの退職に発展する可能性も秘めており、医師の選択が簡単にできない現状を考えると、ヒヤリハット（ひやりとしたりはっとすること）やインシデント（過失があろうがなかろうが何かが起こったことを示す）に眼を光らせながら、注意深くアクシデント（医療事故）に発展しないように、職員の日常から眼を逸らさないようにすることが、この時期最も大事なのではないかと感じていた。医療事故が起きてからでは全てを失うことになる。

当院の看護師やリハ・スタッフは、関連学会や各研修会に積極的に参加している。

だが、それらの出張は病院の公費で行っているので、出張から帰ったら報告する義務があると秋田は考える。習得した知識や情報は、組織へ還元され当院で実践・実行できるようになることが参加した本人にとっても、組織にとっても、この上ない喜びになるからだ。自己の研鑽は組織の向上につながり、その時間が組織と個人の関係を認識させ、医療機関としてのレベルを高めることになるのだ。

だからこそ、出張を許可する側と許可される側の質の高い関係の在り方をもたらすのは、そこに「還元」、言い換えれば「私がみんなのために」という意識があるかないかによる。このことを秋田は常に医師たちにもコメディカルスタッフにも求めているのだ。

研修会で得たことを報告するという訓練は、コミュニケーション技術の向上にももってこいだ。意図を伝えるための工夫は自分の考えをまとめていく作業も伴うものでもあり、自分にとっても得難い機会となる。

そうしたことを形としていくにはどうすべきかと考えて、就任二年目には研修報告会を開催し、三年目には院内勉強会を新たにスタートさせた。当院独自の手技や検査法、新たに得た医学的知見、何でも良いから人前で発表することに意味があるのだ。

秋田も一年ほど前から集計していた動脈硬化の新たな知見を、初回の院内勉強会で発表した。学習する意欲と組織全体に知識を還元する意思、それをバックアップする構図を日常の中から作り上げていく、そのための勉強会は必要不可欠なのである。

院内勉強会の行きつく先は、近隣の開業医や医療機関との交流を見据えた病診連携（病院とクリニックの交流目的）だった。当院の医療水準を知ってもらい、気楽に依頼してもらう土壌作りを始めているのだ。近隣からの信頼とスタッフの自信、これらを同時に叶えようという意図だ。

もちろん学習意欲が誤った過剰な自信を招かないよう適度なブレーキも必要だが、まずはスタッフの努力と意気込みを高めることが先決だった。

「自分たちを変えよう！」というメッセージ

二十年以上前、平成五年の新聞記事にT市立病院は「険しい再生への道」と題して取り上げられている。この時は激震が走った。

当時は、全国の国立病院や自治体病院などが赤字を垂れ流していると批判されていた時期でもあり、公の病院として経営努力の欠如を指摘され、社会的な問題として大きく取り上げられていた。

その院長は、自らの反省を含めて一冊の本を書き上げていた。

秋田は今のスタッフにも当時のことを理解して、今後の病院の発展に活かしてもらいたいと思って、その幾つかの問題点を広報誌『さくらんぼ』の表紙に列挙した。T市立病院の当時の院長が自戒を込めて「欠けていた点」と記している事柄だ。

一 病院に理念がない
二 明確・具体的・達成可能な組織目標がない
三 品質管理システムの欠如
四 医療・経営が分離し、一体感がない
五 責任転嫁の体質

最終的には自治省（現総務省）に〝廃止〟の勧告を突き付けられたと聞いている。

厚労省の管轄である民間病院からすると「廃止」とか「勧告」などと言われると違和

感があるが、税金を使っている以上は勧告なり警告なり御上の通達が届くのであろうことは、容易に想像ができた。

一方、ある地方都市のM市立病院の院長が『「病院変えていこう」マニュアル』という病院改革本を発刊したので、それも併せて読んでみた。この中には、平成三年から平成十二年まで院長として変革を成し得て、債務を八年間で完済した艱難辛苦の歴史が綴られている。時代背景はT市立病院が廃止を突き付けられた頃と同時代だと言っていい。

これを読んだ秋田は、今この病院でやらなければならないことは、過去からの脱却と目標設定を須く早い時期に明らかにすることだと痛感させられ、そのことを毎月の給与明細書に同封した手紙に書き記してスタッフに伝えてきた。一人ひとりの身体に染み込むぐらいの密な対応をしなければ、理解はしてもらえないと感じていた。「また、その話かよ！」と言われるぐらいでかまわないとすら思っていた。

なぜなら、前法人は重大な事実すら職員に伝えてはいないだろうし、むしろ管理者側の都合に合わせてでっち上げに近い架空の話を広めて、日常的に事実の伝達回避や情報統制を行っていたことが疑われるからである。それが事実であれば、真面目な雇用者と被雇用者との正常な信頼関係は崩壊していると言わざるを得ないのである。都合の良いことだけ教えて、都合の悪い真実は虚偽に切り替えて嘘を伝えるとなると、真実か虚偽かの判定も物事の判断も管理者側に一方的にコントロールされていると言っていい。

保険医療機関指定取り消し処分にしても積極的に職員に説明するわけにはいかなかったとしても、黙っていることで職員を疑心暗鬼にさせ、両者の関係を悪化させてしまう。結果としては職員を騙し討ちにしたことと同じなのである。

組織がダメになるには時間は要らないが、一度崩れた組織を立て直すには途轍もない労力と時間とエネルギーを費やすことを秋田は過去の経験から実感している。新しいものから始めるほうがよほど簡単である。

再建の困難さは二つの戦略を必要とすることだ。まずマイナスをゼロ時点に戻す操作。そして、ゼロ時点から積み上げていく操作。ゼロ時点を境に戦略は違って当然であり、ゼロ時点までには普通の経営者は持ち合わせなくてもいい特別な体力と知力が要る。過去の因習を消し去る。以前のものを捨てて新たな目標を立てる。未整備体制を立て直す。時間とコストを改革内容ごとにチェックし結果を判断する。そうした苦難の連続を乗り越えても成功の可否は難しい判定になる可能性も高い。

その意味で秋田自身の経営方針は、㈠組織の真っ当な健全経営化、㈡患者の限りない安全性の担保、㈢組織改革の充実強化、㈣職員の働く幸福度、である。これらを大切に経営をしていくのだと自分にも職員にも言い切りたい。


M市立病院の院長が真摯に反省した五つのことを基に秋田は自身の病院の実態を重ね合わせてみた。そして、二十五億円の累積不良債権をM市立病院は七年間で解消したという事実も強く認識した。

以前の自治体病院や国立病院は、経営よりは専門性と高度な医療に特化しているという医療人らしい驕りが、働く者たちのモチベーションになっていた。「自分たちは特別な人種である」という錯覚を起こして、特殊な仕事をしているという歪んだプライドに気概を感じていたのだ。経営などという視点を初めから持っている下種な考え（民間病院ではそれが命ほど大切なのだが）は不要で、医療経営など学んでこなかった学問だけの大学教授上がりの医師を院長に供えるのが、その頃の医療業界の風習であり、「教授＝優秀＝経営に繋がる」というのが国立病院や自治体病院の院長人事の構図だったと思われる。いかにも国や自治体が考える日本らしい学問優先思考感覚なのである。

だが、世の中はそんなに簡単な机上論だけで成り立つものではない、というのが秋田の有事の際の「危機管理登用論」であり、国や自治体にある平時の際の仕事人と民間企業における有事の際の仕事人とでは、雲泥の差がある。財政背景に守られているものと、財政基盤の薄い、あるいはないものとでは、明らかに仕事内容や臨機応変さに違いが出る。その経験の差から人事の登用をそれぞれの状況により決めるべきだと秋田は考えている。

学問しかやってこなかった専門医に経済性のセンスを求めるのも場違いだし、人を見分ける目も要求するとなると、もっと難しいだろう。仮に、平時のことには対応できても、危機的状況を前にしてなすすべもなく立ち尽くすのか、それでも平時と同じように痛みも感じないままに沈んでいくのか……。

不採算部門でも税金を投入している限りは、地域住民のために対応しなければならないという正義感に溢れた主張や、特殊な科があることでの誇りや価値意識なども、学問優先の自尊心から自主的に生まれ、従来の多くの自治体病院や国立病院で貫かれて来たように感じる。それはそれで尊い考え方に違いないし、自治体の特徴を打ち出した医療体制も良いことだと秋田は考えている。

要は、国や自治体の能力や予算の余力によって在り方は千差万別であって良いのだ。多種多様な測定によって総合的に病院の価値を決定すべきであり、画一でない特色のある医療が複雑で繊細な現代社会には必要なのだと考えている。

そのうえで、自治体・民間病院という経営の違いはあるが、「欠けていた点」五項目について、秋田は一つひとつ自らの病院に当てはめて対比してみた。

一　理念は既に創ってある。

二　行動指針には各部署で考えられる具体的な指針を示している。

三　品質管理システムの欠如とは余りにも抽象的で難しい解釈だが、広義で言うと「患者が求める良い品質の医学・医療サービスを効率的・効果的に提供し、その過程・結果における患者の安心と満足を得ること」という定義を日本医大の医療管理学教室の岩崎栄教授が提唱しているが、時代により医療の質は発展し、より良質になるのが時代の要請であり、自院でできる最高・最新・最善の医療を追求、提供して自己努力をしていくしかない。

四　医療と経営が分離し、一体感がないというのは、民間病院には当てはまらない。医療と経営は一致している。良質の医療の供給が経営の向上に繋がるという前提で経営を行っており、健全経営イコール良質な医療への提供になり得るところは自治体病院との大きな違いかもしれない。

五　責任転嫁の体質については中間管理職への教育が功を奏すか否かであり、造り上げた理念を通して向上できるかどうかについては、当院の今後の鍵となる大切な部分でもある。前理事長は強力なワンマン経営者だったと聞き及んでおり、そうすると各部署の責任者は管理者（理事長）に責任転嫁をしていたか、それとも自分で責任ある仕事をしてきたか、そこで仕事に対する自信が分かれる。

当初から秋田も斎藤も各部署の責任者には自分で考え、提案をするように口酸っぱく指導しているが、人間はそれほど簡単に長年染みついた習慣や考え方が変わるものではなく、職員の教育体制も順序立てて行う用意がある。

同じ赤字体質でも、恒久的な年度予算のある自治体や国の医療機関と、年度予算の全く当てにできない民間医療機関とでは、経営が異質だ。民間病院は、銀行の初期融資内での事業計画が全てで、その後は自力で再生しなければならず、事業承継した以上の利益を生み出し続けなければならない。失敗が許されない崖っぷちの状態で踏ん張っていく覚悟が必要なのだ。融資を受けても二～三年後に元本返済が始まると、さらなる負荷（圧力）を感じながらより収益を目指すことになる。

自治体病院でも二十五億の借金を完済するのに七～八年を要しているなかで、秋田にはその何倍ものプレッシャーがかかっている。

しかし、それをスタッフ個々に落とし込めば、シンプルに「自分たちを変えよう！」となる。前向きに前向きに。未来は前方にある！

秋田の意志は揺らがない。

第四章　いくつもの試練　三年目（二〇一六・四〜二〇一七・三）

発展への伏線

二〇一六年度（平成二十八年度）の診療報酬の改定は、総額で実質マイナス〇・八％となった。

日本病院会によると、二〇一四年度の赤字病院は前年四一・五％から四七・七％の増加、前年度より減益となった病院は六〇％強であった。今年度はさらに増えて行くと思われ、厚労省の思惑通り真綿でじりじりと首を絞めつけていくような手口は成果が出ているように秋田には映っていた。ただ、医療機関が一斉に倒れるようなことになれば厚労省の医療行政の失態を問われるので、社会的影響力の小さな時期に一定期間をかけて徐々に医療機関を減少させ、医療費の抑止を果たしつつも社会問題化する声は防ぐという、卓越した技能の持ち主であると感じていた。

そのため、診療報酬は近年マイナス改定が多くはなっているが、数回の改定に一回はプラス改定に見せかけ、さまざまな理由でプラス・マイナスの微調整を繰り返しているのだった。そうした厳しい医療環境の中での病院再建は、正直、大変困難な時代だと言える。

事業継承から一年半が経過した頃、「地域連携室」の動きが活発になっていた。一時、満床に近づき待機患者も増えて、これほど早く結果がもたらされるのかと喜んで、収益改善の期待をしたが、短期的な現象（二か月間）で終わってしまった。しかし一時的であっても単月黒字化は今後の経営や連携室の戦略としての可能性も示唆している。小さな木漏れ日であっても秋田には大きな期待感を抱かせた。

理事長就任後、三回目の正月を迎えようとしていた。当初から看護師の数が三百床の規定には足りずに、効率を考えても使用可能なベッドを二百四十床と判断して、経営を安定的にするには最低でも二百十五床を維持するという目標を立てていたが、思うように目標達成に至らず、新年を迎えて一月から「入院患者増プロジェクト」会議を開催することとした。関係役員十六名のメンバーで開始したのだった。

近隣に少ない乳腺・甲状腺外来開設へ

坂本総合病院はY県内に限らず、近隣の県をはじめ遠くの大学からも日々非常勤の医師が診療に協力をしてくれているが、その中で当院の特徴の一つでもある「健診業務」を前法人の時代から一生懸命行ってきた経緯がある。特に、その健診業務に深く関わっている大学の一つにR医大の「乳房・甲状腺」の医局がある。坂本総合病院の乳腺・甲状腺検査に同医大から准教授や講師の先生方に来てもらって、他の健診施設にない特殊な健診を行っていた。

近年は乳がんも増加傾向にあり甲状腺の症例も増えており、他の健診センターなどとは一味違うメニューで評判が良い。以前より近隣の企業・会社・法人関連が毎年契約をして、健診業務が当院の経営にも寄与しているため、将来的には乳腺・甲状腺を当院に「専門外来」として導入したらどうかとの意見もある。現在も、診断・精査を当院で行って、手術や治療はR医大でという流れも既に出来上がっている。秋田としては、近隣に専門施設がないだけに乳腺・甲状腺の専門外来は大きなPR要素にもなり、将来的に当院で診断から治療まで行うことができたらこの地方の女性への貢献度も大きく高まる。

まずは、当院の関係者とR医大の医師らで具体的な話を進め、関係各医師の協力を取り付けて専門外来として「乳腺・甲状腺外来」をR医大の医師によって連日開くようになった。近年増加している甲状腺疾患も超音波検査の進化で、簡便に甲状腺検査が行われるようになってきている。乳腺に関しては近年患者数も増加の一途であり、なかなか専門以外で相談できるクリニックや病院も少なく、同性の医師が相談相手だと患者側は安心できる。

当院独自で完結できるシステムの構築となると、常勤医師の確保が最優先だが、健診から始まり当院での検査・診療も増え実績を上げていれば、かなりの確率で常勤化の可能性は高くなる。

秋田は、個人的には、内科疾患として動脈硬化に学問的興味を持っていた。動脈の硬さを測定するCAVI（動脈硬化の進行程度の把握）という医療機械は、いわゆる〝血管年齢〟を測れるもので動脈の閉塞状況も同時に診断できる。これにより、動脈硬化の程度や閉塞性動脈硬化症の診断なども近年盛んに行うようになってきたが、それと並行して頸動脈のエコー検査（超音波検査）を行うことも多い。首の左右の頸部の表面にある動脈の状態を把握することにより、全身の血管の状態がモニターされ、血管内にプラークと呼ばれる血栓が内腔に隆起として観察されることが明らかになった。プラークは脳血栓や冠動脈梗塞との関連も指摘されており、その性状を診断することにより脳梗塞や心筋梗塞の予知にも絡む検査として期待される。

つまり頸動脈の超音波検査が脳梗塞や狭心症・心筋梗塞などの血管内腔の狭小化のモニタリングとしての診断価値があり、全身の血管の評価にも通ずると考えられるのだ。プラークの早期発見は、カテーテルなどの血管内アプローチにより、診断後の治療が間髪入れずにできるので、手技的にも時間的にも高い危険度が回避されるし、近年循環器ではポピュラーな治療となっている。頸動脈検査は、同時に甲状腺の検査も行う施設が多くなり、甲状腺の正常・異常にかかわらずに簡便に診断をすることが多くなってきたので、本人の自覚症状がなくても甲状腺が腫れていたり、しこりがあったり、嚢胞という分泌物が袋状に溜まりさまざまな甲状腺の病変が見つかるケースが増えてきている。昔は甲状腺の病気と言えばバセドウ病に代表されるように、女性特有の病気として内分泌疾患として知られていたが、近年男性にも増えてきて百人に一人ぐらいは甲状腺の疾患を持っているという。因みに女性の甲状腺疾患は三十〜六十人に一人と言われているので決して少なくはない病気なのだ。検査が多くなれば見つかる率も多くなるし、早期に診断されることにより早めの治療に供される。
当院のイメージする乳腺・甲状腺センターで診断・治療をして、大学に行くことなく当院で治療まで完結できるようになれば、この地方での当院の「乳腺・甲状腺治療」の存在価値は飛躍的に上がると予想される。

緩和ケアに着手したものの

六月に、財務担当の中田の勧めもあり、副理事長として外科医師の小林真太郎が就任した。新たな医師集めの方策や、緩和ケア、進行がん、肝硬変による難治性腹水の緩和治療法の一つとして腹水ろ過濃縮再静注法（ＣＡＲＴ）の手技を持っていたし、十五歳ほどの年齢差もある秋田とは違った考え方が手助けになるかもしれないと期待した。特にこの先の医師招請（特に外科医師）での新たな展開を願った。本人は緩和療法の実践、化学療法、外科治療における腹腔鏡下の鼠径ヘルニア術などを盛んに勧めてきた。

早々に小林副理事長を伴って近隣の緩和ケアを取り入れている病院への挨拶回りを行いながら、「緩和ケアを始めたので今後の協力関係をお願いします」と要請した。これによって、患者の紹介も少しずつ増えていった。

秋田としては他大学外科との交流をより強固にするために小林副理事長には交渉や営業をお願いし、院内改革や近隣の医師会関係は秋田が積極的に行う棲み分けを明確にした。特に喫緊の課題である医師獲得の渉外活動については強く言い伝えた。

小林副理事長は、前職は神奈川県下の済生会病院で化学療法を取り入れた治療を行っていたため、坂本総合病院モデルとも言える当院独自の基準投与法も考案して近隣病院にはない特徴を示す戦術も提案してくれた。ただ、その成果が出るにはかなり時間を要すると思われ、もっと言えば近隣に幾つかの緩和ケア病院もあり、軋轢を生じないように慎重に進めるべきことを進言した。

アイデアマンの副理事長は、そうした配慮をしながらも、地域医療に貢献する自分の考えや新規改革案を内外に示していった。外科系の新たな医療機器（3D内視鏡など）やヘルニアの経内視鏡的手術など、この地方の医療機関ではまだ行われていないような先端の手術や新しい医療機器を駆使した手技を、当院の外科医師などにも紹介して、新たな挑戦や変革を模索し取り入れようと努力をしていた。

しかしながら、当院の外科医は個人色の強い保守的な古参の医師で、昔気質の、良く言えば匠の世界の人間、悪く言えば融通が利かない。いずれにしても「機械に頼るような手術なんて」と考える昔気質の気風なので、なかなか副理事長の説明だけでは実践に移す展開にはならなかったようだ。

大学から非常勤で来ている若い外科医などは、古い価値観の先輩たちに囲まれている中で小林副理事長の新鮮な感覚や考え方や目新しい医療機器には一目置いていた。彼らを仲間にしていくためには、小林副理事長自らが模範となって実践行動を示さない限り、行動を通して賛同してくれることは難しいように思えた。

小林副理事長は、その後もさまざまなアイデアを院長を説得して実現を試みるも、ことごとく難渋していた。

そもそもの背景として、外科の中には、手術をする六十歳を超えた外科部長と、七十歳の藤田院長がいて、二人は出身大学も出身医局も違う。協力して仲良く手術をするという関係でもなく、外科部長は自分の後輩や大学の医局の知り合いの医師を呼んで手術に参加させる。院長は年齢も手伝ってか、近年手術に関わり合うような行為は全く行っておらず、患者の体調が悪いと聞くと、それが外科疾患や内科的疾患に限らずどんどん入院させ、院長としての努めを果たすかのように見せている。しかしながら、それは院長としてではなく一医師としての役目を果たしているにすぎない。周りから見れば一人浮いている。

そのような実態なので、世間でいうような外科、内科という一般的な常識が通じない。外科医の数も少ない当院では小林副理事長も週二回ほど外科の外来診察に入ることになり、どうせならば積極的に新しい試みをと考えたのだが、先のように旧来のやり方から変えたがらない藤田院長としては、疾患別の担当分けにすら賛同せず、患者との個人的な人間関係を優先して、医学的な外科・内科の分類を拒否した。院長と副理事長の関係が険悪となるまでに時間はかからなかった。

「外科医」を取り巻く苦悩

新年度が始まった頃から、外科部長が休みがちになっているとの報告を受け、斎藤事務長は心配していたが、ある時、南整形外科部長が「外科部長が胃癌(進行癌)に罹り、手術不可能という診断を受けて、前職の近隣の医療機関に通院しているそうで、今後は主として化学療法を通院しながら受けつつ勤務をするらしい」と知らせてくれた。しかし、外科部長本人から直接は報告も連絡も相談もなく、秋田も斎藤もどのようにこの件を扱ってよいか難しい選択を迫られていた。

病院側からすると身勝手な振る舞いをするだけでなく、権力側の人間を敵視して「お前らの言う通りにはならないぞ！」と反発を示す医師でもあるので、就任以来取り扱いに往生していた。ところが、仕事の仲間や関係部署のスタッフの受けはさほど悪くないという不思議な人間性も同時に持ち合わせていた。病院側にとっては面倒臭くコントロールに難渋する厄介な人物で、勤務状況の話し合いすら拒否するような社会常識の通じないタイプなので、秋田は閉口していた。

要は、あくまで自分の考えを貫くことが大事で、組織に合わせるという考えを一切持ち合わせていないので、今回の件でも本人が自ら報告をして来ない限り、秋田としては何かを判断するわけにもいかないのだ。そこで、暫くは公にせず、様子を見ていたが、病院のスタッフも徐々に外科部長の痩せて辛そうな体調を目にして、自然と悪い噂が広がっていき、そうこうしているうちに休みがちになった。暫くして奥さんからの電話で「静養している」と連絡があり、その数日後、夏の暑い日に死亡の報が届いた。

病院管理者の秋田や斎藤には何も告げずに、信頼する昔の仕事仲間の南整形外科部長だけには知らせるという初めて経験するようなことだったが、秋田はそれでも同じ病院で仕事をした一人の医師への尊敬として、静かに冥福を祈った。

小林副理事長が外科外来の診察を週二回続けることになったが、緊急で外科医師の募集をしたり大学の教授に相談したり、伝手を頼って頼み込んだりしたが、一向に実現の見込みは薄かった。外科手術を行えない辛い日々が続いた。

緩和ケアの一環である腹水還元再静注療法も、小林副理事長の努力により細々と継続したが、必要以上の外来を担当する気はないようで、手術や検査なども行わないとなれば外科を率いる柱として誰かが必要になる。しかし、責任感のある医師の招聘は正直困難だと秋田は感じていた。ただでさえ外科医師の数が圧倒的に減ってきている。

昭和五十年前後の秋田が若手外科医の頃は、外科医全盛の時代で、外科医局には毎年十人前後の卒業生が入局して、華やかな時代だった。当時は診療科目としては大きく内科・外科に分かれて、今のような臓器別の専門には分かれてはいなかったので、各大学では内科・外科の大きな枠の中で医局が多数の人材を抱えて、その中で臓器や疾患別に研究班があり、お互いに切磋琢磨して研究や臨床に時間を費やしていた。

近年、外科医が減少してきたのは、ある調査を見ると、次のようになっている。

①労働時間が長い（七二％）とある。しかし、秋田たちの時代も病院にいる時間が長いのは当然だったし、早く外科技術を覚えるという意味でも最高の修業場で勉強することは苦にならなかった。

②時間外勤務が多い（七二％）。秋田は以前から病気や病人に平日も祝祭日もないのだから、若い時は自分の休み時間などを期待したことはなかったし、八時間過ぎたから時間外になったなどと勤務時間に拘ったことも当然なかった。症例に接する限りは外科医として勤務時間外だからと疑問を持つことはなかったし、主治医として祭日にも具合の悪い患者を診に来ることは外科の研修医としての責任感でもあると考えていた。むしろ、時間に迫われ忙しくしていることが外科医としての充実の時間であり、仕事を成し遂げた時は至福の瞬間でもあった。

③医療事故リスクが高い（六八％）。昔の方が今より人に頼っていたし、医療機器だって今ほど精巧に出来ていなかったので、医療事故は確実に昔の時代の方が多

かったと思うが、時代の変遷で世の中の考え方が変わり、医療事故に関する世間の目の厳しさも手伝い、医師の過失は職業的な過失ではなく人間的な罪として非難されるようになったということだろう。今や、何かあれば裁判沙汰に持ち込もうという社会風潮が、昔に比べて圧倒的に強くなって来ており、産婦人科や麻酔科などと同じように外科系医師はリスクの高い状況下で生きているという社会認識の覚悟がないと長くは続けられない。

④訴訟リスクが高い（六七％）。これも③と同じで医療事故が起これば、勝つ・負けるに関係なく、裁判に持ち込まれる率は高くなるし、昔ほど医師は安心して居られる状況ではなく、危険と隣り合わせだということを感じながら生活をすべしと秋田は常々考えている。

⑤賃金が少ない（六七％）。賃金が少ないというのは、仕事の内容について危険度が高い割には、賃金が少ないのではないかということだと思うが、秋田自身は、外科医の治療は身体であればメスで健康な皮膚から本体（主な治療部位）に切り込むわけで、皮膚や皮下組織にムダな傷をつけて本体に到達するので、医師にも患者にも危険を伴う行為であることに相違はなく、そういう意味では内科医にない緊張感を

伴う特殊な科ではあるが、だから内科に比して安いと感じるのかもしれない。まとめると、「時間」「賃金」「訴訟」がキーワードとなっている。

外科医の多かった秋田の現役時代には、金銭の多少で仕事を振り分けたりする感覚も慣習もなかったし、賃金の高い・安いが、科を選ぶ対象にもなっていなかったので、時々アルバイトとして行く他病院の当直の忙しさと当直料の高低ぐらいしか、金銭の話題に上らなかったような気がする。

外科医の減少の理由の一つに、発達した最新の医療機器を使って最高の手術をしたいと思う若者が一方でいることも理解できるが、昔の外科医全盛のときのように自分の手で難しい手術を熟すという感覚が（今で言うゴッドハンド）内科医と比して優位性を保てたので、外科医になる医師が多かったとも思われるし、まさに秋田はその類の医師であった。

現在の外科医でも内科医でも担当科に限らず、同じ精度の医療機器を使って同じ治療を可能にしている医療の現状では、昔のような外科医としての個人の匠の世界に通ずる自慢より、機械を自由に操れる医師という特殊な立場のほうが優れているとする価値観の変化によるものなのだろう。

内科医も外科医も忙し過ぎることは自分にとっても患者にとっても決して良いことではないし、仕事柄事故の危険性はないに越したことはなく、ゆとりのある健康的な良い考え方も生まれ難くなると考える。忙しさとゆったりした時間とのバランスが取れる範囲内で、時間が何気なく過ぎて行く、そんな感覚が理想的な医師の勤務像なのではなかろうかと、充実感に溢れた楽しくも緊張した過去が甦るのである。

各専門医の数は何を物語るか

厚労省が二〇一八年に公表した「医師・歯科医師・薬剤師統計」より、現状の医師数の多い診療科について調べてみた。二〇二一年十二月に更新しているので比較的新しいデータとして特徴を考えてみた。外科医の減少が真実なのかも含めて、外科医の招請の可能性の有無や、今後二十年後の診療科の需要は何科が台頭するかなど、予測を含めて推測してみることにする。

全国の現員医師数は、一位はもちろん内科で、全国に六万四〇三人という圧倒的な数を示し、医師の約四〇％（常勤・非常勤）を占めている。内科は臨床の基礎であり、体調不良を感じたら最初に受診する診療科でもあり、二〇一七年に新内科専門医と内科総合診療専門医とに分かれて、圧倒的に需要が高い。

第二位は整形外科で、医療施設従事医師数は二万一八八三人である。高齢化により、骨折やリウマチをはじめ、骨や関節などに関する身体的な疾患の衰えを扱う。癌などの内臓治療を専門としていた一般外科医の一万三七五一人を遥かに超えているところを見ると、いつの間にか一般外科は約七〇〇〇人もの差を付けられてしまっている。秋田の大学病院時代は、一〇〇～一五〇人前後の一般外科の医局員がいただけに、今昔の感がある。

第三位は、意外にも小児科である。一万七三二一人がいるが、ここ三十年前後は慢性的に小児科不足が指摘されている。しかし、平成六年以降少しずつ小児科医が増えている。それでも少子化が叫ばれて小児科のニーズは未だ高く、労を多くして収益性が低いために人気がなかったようである。

第四位は精神科で一万五五九一五人。最近、多様で複雑な社会での上司・部下の関係や隣人関係による多彩な精神的なストレスが増加して、精神疾患が糖尿病を抜いて一位となった。統合失調症を中心に四〇〇万人もの精神疾患患者がいて、平成二十三年に精神疾患が、癌、心臓疾患、脳卒中、糖尿病に次いで五大疾病に加えられた。社会でのメンタルヘルス不調者を入れるとかなりの心身不調者は社会に溢れていると考えられている。今後の複雑な社会構造を考えると、精神科医のニーズは社会現象にも適うもので、一般の内科医にとっても心療内科を含めた精神疾患に興味を持つことは、重要なポイントかもしれない。

第五位は消化器内科（胃腸内科）の一万四八九八人で、近年は内視鏡も発達して、より簡便に検査もできるようになり、健診にも使用されるようになり身近になっている。

第六位はやっと外科で、その数は一万三七五一人。今や開業しても小外科手術以外はやることはないので、内科医としての立場での診療が多いと思われる。外科医としては手術可能な医療機関での振る舞いが多いと思われるので、昔外科医だった医師は、今や内科医で開業したりしている医師も多く、実際の外科医の数は当てにならない。当院のように外科医の招請に難渋している病院が実際にあるのだから、全国各地にも似たような医療機関が数多存在することが予想される。

第七位は眼科で、近年高齢化により白内障も通院で簡単に手術が可能になり、今後の需要も大きいと思われる。

第八位は循環器内科の一万二七三二人。循環器内科医も血管撮影下で狭心症や心筋梗塞の診断・治療をする時代となり、それらの疾患で亡くなる人も激減していると思われる。

第九位は産婦人科の一万七七八人と続いている。毎年出生率が減少し、お産の件数も減り、開業産婦人科医は、婦人科や更年期疾患を主に診るようになっているようだ。お産も妊娠八～九か月後ぐらいまで自院で診ても、出産そのものは専門の病院か大病院になるのが最近の出産事情のようである。

第十位は麻酔科で、九六六一人。手術時の危険と抱き合わせのリスクも高いが、時間も限られている専門医としてのコストパフォーマンスも良いので、一時期は人気を博していた。

外科はどう変わっていくのか

十年前、日本外科学会理事長は「外科医志望者減少問題に関する要望書」を厚労大臣宛てに提出している。一九九〇年代初頭には外科学会入会者は毎年千五百名前後だったが、二〇〇〇年以降は一千名を切り、二〇〇七年以降は八百名にまで減少している。年間七千九百人〈七十九校〉の医学部卒業生で八百人の日本外科学会入会者とすると、約一〇％弱の学会登録数である。

一口に外科学会といっても、臨床外科学会や胸部外科学会、諸々の専門外科系学会が存在する。昔は専門学会に入ると同時に日本外科学会にも登録していた医者が多かったので、今の状況は専門学会には入るが、日本外科学会には入らないという事情なのだろうか。

しかし、先日、日本外科学会の会員数を調べていたところ、「現在は約四万人以上の会員で、高齢化が進んでいる」との見解を外科学会現理事長が述べているのをホームページで見つけた。「若手の外科医の確保」を課題としても挙げていた。単純に外科系の医師が、平均いくつの学会に登録しているかのデータがあれば、もう少し実態が把握できると思うが、外科医の学会入会の状況が変わってきたのかもしれないし、高齢化により現役の外科医を続けている医師が減っているのかを知る必要がある。

十年前の日本外科学会理事長は、外科医志望者減少の危機感を訴え、過酷な労働条件の改善と外科医師死亡者の増加、コメディカルスタッフの充実、医療事故の原因究明、医療安全を推進する第三者委員会の設置、無過失損害補償制度の設立、手術に関する大幅な診療費のアップ、外科系専門医制度の確立、外科医育成の道筋や目標の明確化、専門医取得者自身や指導監督下で行われる手術へのドクターズフィー制度の設立、などの施策が望まれているという要望書を提出していたと聞く。今から十年も前に、切羽詰まって外科学会自身がこのような要望を厚労大臣に提出していたのを聞くと、本当に外科医が少なくなるという危機感を持ち、学会そのものが大きな問題として取り組んでいたことが容易に理解できる。

近年、医療機器の発展と相まって、疾患によっては手術への負担が軽減できるような医療機器や手技も開発されて、昔の手術に取って代わる医療技術が多数、進歩・発展してきている。早期診断・早期治療がもたらす医学の革新が、若い医師の夢に従来の価値観とは別のものを持ち込んでいるのではないかと想像する。

とはいえ、真の外科医の存在が必要となる時代もそう遠くない時期に来る可能性も高いと秋田は考えている。手術に代わる機器や手技では補うことのできない、より精鋭化した外科的技術を要するものが。少なくとも化学療法やさまざまながん治療法などは、将来的な外科医の減少を考えると、今後は内科医や化学療法専門医等へ委託するようにならないと、外科医の復活の時代は永遠に来ないのかもしれない。特に、がん医療は内科的がん治療薬の発展により、手術を要さないで済む時代になっていく可能性がある。がん診療における専門医制度は欧米においては古くから確立されていたようだが、日本では二〇〇六年に「がん薬物療法認定医・専門医」制度が発足し、二〇〇八年には日本癌治療医認定機構（日本治療学会、日本癌学会、日本臨床腫瘍学会）により、「がん治療認定医」制度が発足して、本格的にがん治療におけるスペシャリストの育成に乗り出してきたので、この分野での本格的な活躍が見られる時代もそう遠くないはずである。

日本外科学会入会者の調査から、毎年八千人の医学部卒業生を考えると、いくつかの医学部は外科入局医師がゼロという年度が想像される。外科医の入局者がゼロとなり手術件数の制限も加わると、徐々に手術が行われない大学や施設も出てくるだろう。今でも問題になっているたらい回し医療が今後も別の形で生じて、永遠にたらい回し医療は解決しないことになる。

現状の当院の外科事情を考えると、外科医の公募や募集は続けるにしても当院の外科の復活には当面時間がかかりそうで、総合病院という飛行機が内科の片肺だけで飛ばなければならない状況を考えると、外科医を含む医師の招請方法に何らかの知恵を絞らざるを得ない。

二十年後の未来に、需要が増える診療科を予想してみると、高齢化に伴う複数の合併疾患患者や、複雑な社会での精神的な病の増加を抜きには語れない。内科、老年病科、呼吸器内科、総合診療科、循環器科、糖尿病科、心療内科、整形外科、精神科、リハビリテーション科などの身体合併疾患のニーズが想定される。放射線科などはＡＩが発展することによって放射線科医からＡＩ診断に取って代わられる可能性は高く、総合病院の診療科も少子高齢化により診療内容がガラリと変わる可能性も考えられる。医療経営も今までと同じ感覚で顧慮していては健全な医療経営から乖離する可能性は甚だ高いと言わざるを得ない。

管理者研修会が充実できた理由

前年の九月、当院の中間管理職の実態と理想像についての手紙を給与明細書に同封した。良い意味でも悪い意味でも反応があり、教育も何もしないで管理職に文句を言ってもお互いに不信感を煽るだけと考え、メインバンクからコンサルタント会社を経営している代表者を紹介してもらい、新法人の中間管理職とはこうであってほしいという秋田と斎藤の願いを込めて、一般的な教育をお願いすることになった。

秋田の考えている理想的な医療機関と、厚労省が医療サービスと言って憚らない非現実的な医療行政との違いを、スタッフには十分理解をしてほしかった。社会を実感している新鮮な感覚を持った医療機関として飛び立てるかもしれない可能性を託したのだ。

題材は、秋田が経営者の道を歩む際のテキストブックになった『ディズニー七つの法則』である。本当のサービスを論じるならばこれくらいのレベルを意識しなければ難しいということを思いながら、世界的なサービス業の頂点に立つディズニーの組織としての考え方を叩き込んでもらいたかった。しかし講師を務めるコンサルタント会社の社長は、ディズニーの教本での講演依頼は初めてだったようで、かなり戸惑っていた。

後になってそのことを指摘したとき、準備にかなり時間を要して勉強もしたと言い、今ではディズニーの虜になってディズニー主催の講演会に大枚を払ってでも聴講に行くし、そこで得たことを基に新しいコンサルティングや講演に生かしていると言った。

中間管理職研修会は、十六人を四つのグループに分けて、それぞれ全く別の部署の役職者でチームをつくる。グループワークを主体として、それぞれのグループの特色を加味しながら、『ディズニー七つの法則』からテーマを選び、毎回約二時間半の中で講義・研修を受けるのである。

秋田や斎藤、看護部長もオブザーバーとして聴講した。和やかでいて、発表という今までに経験が少なかった緊張感も加わり、毎回の宿題も必ず出されるという多彩で有意義な研修となった。幹部が集まった研修だけに、他の人に恥ずかしい姿は見せたくない、という気持ちもあったのかもしれないが、それ以上に、面白さと意味あるテーマの融合が良かったのではないだろうか。

六月から十二月まで七か月間にわたって月に一回ずつ行われたが、参加した中間管理職の役職者は、事あるごとにその時のテーマを考えさせられるようになったという。これが現場に生きてくる証拠だと秋田は思えた。スタッフの成長と充実感を感じながら喜びが込み上げてきた。

今回出席した職員は、今後はこの経験を生かして職場で実践・継続し、緊張感ある仕事場と組織への貢献にどれだけ研修の効果を生かせるかというのが一番の課題になる。研修の宿題は急に時間的な窮屈さや仕事との両立の苦悩をもたらしたかもしれないが、そのような条件の中でも頑張ったことは何らかの役に立つはずであり、そうなることを願っている。秋田としては研修に参加してくれたことが一緒に組織を造り上げて行こうとする精神の表れであると感じていた。各部署でリーダーシップに期待をするのだった。

秋田が医療経営に携わって三十年経つが、最初の頃の教科書といえば、ソニーの井深大、盛田昭夫、アサヒビールの樋口廣太郎、ホンダの本田宗一郎、パナソニックの松下幸之助などの本であり、それらとともにディズニーランドが日本に上陸した折の『ディズニー七つの法則』だった。ビジネス本というだけの意味ならば、日本だけでなく外国の有名人・経済人の成功体験に基づく本も数多あり、どれを参考にしてもそれなりの導きを受けると思うが、秋田がこの本に大きく頷く理由は、経営には金銭管理と人事管理を伴うが、とりわけ人事管理が大切であり、人材の見極め方と使い方に興味と示唆を与える内容だったからだ。

特に病院は官僚と同じような縦社会のシステムになっており、専門職ごとに職業教育を受けた環境が違うので、チーム医療に不可欠な横の連携の不備がどうしてもぬぐえない。あちこちの大きな病院で、医療ミス紛いのアクシデントが生じているのも、縦の関係は重視されながら横の連携が軽視されていることの典型だと考えている。患者の取り扱い間違いや手術部位の間違いなどは、どこかの時点で横の関係部署の人間が適時加わっていれば気付く話で、違った観点から患者を視るシステムとそれを伝えやすい職場環境を造り上げることが、事故防止のポイントの要諦である気がしてならない。

現状では医師を中心とした伝言ゲームのようなトップダウン方式で看護師に伝えられ、何もなければそのままのシステムで検査・手術へと自然に流れるのだが、患者に関わる人数が少ない分だけ危険が増すわけで、チェックも利かずにストレートに目的に到着することよりも、ポイントポイントでチェック機能が発揮されることのほうが危険は回避される。本来は患者中心でなければならないのに、いつの間にか働く側の医師・コメディカル中心の効率的価値が患者の命を脅かすような組織形態になっていないか考える必要がある。人間を扱うという重大な任務を医療機関は負っているのだから、人間的な視野に立ったアナログなポイントを残しておくことがどんな時代になっても必要なのだ。

つまり、人間という哺乳類最高の生き物を扱っている割には、結構気の抜けた危険地帯の様相を呈しているのが医療機関なのかもしれない。

秋田は若くして医療における経営の道を進んで来ただけに、さまざまな失敗の歴史も経験して、失敗の大切さも同時に学んでいる。そう自負している。その学びを自分の仕事に活かす以外に方法はないと実感している。ならば、研修を受けた幹部たちも自分の経験を現場に還元してもらいたい。

今後、厚労省が求める「地域連携システムの構築」という方針に則っていく以上、これまで以上に縦の連絡に加えて横の連絡が命綱になってくると予想される。地域での連携が強くなればなるほど、各施設との紹介・連携関係が盛んに行われるはずだ。

「何の努力もせずに漫然と組織運営していても、地域から見放されていくだけだからな」

とは斎藤とよく話し合っていることだ。

不思議なことだが、自分の繁栄を考えるならば、地域における他の医療・福祉施設との共栄・共存なくしてはあり得ないのだ。一人勝ちという構造は現実にはないのかもしれない。

信頼関係は状況を打開する

当院には救急専門医が一人いる。秋田は人間的にも医師としても当初から気に入っていた。平塚透という三十代後半の若い救急専門医だが、現在は救急を生業にして勤めてはいない。通常は当院の〝売り〟の一つでもある障害者病棟の医師として勤務し救急受け入れは通常通り平日の救急当番に当たる日に担当している。当院に勤めて五〜六年経つようだ。

平塚は日本のどこかで災害が起これば積極的に出向きたいと手を挙げて参加を希望する、有能かつ純粋な救急専門医である。救急医でありながら、代々続く秋田家のような神社の跡継ぎでもある。神主の資格があるのか詳細は語ろうとしないが、日祭日には時折神社の仕事をしなければならないらしく、時間的に拘束され、患者の容体が急変しやすい救急医療を選ばず、障害者病棟で多数の入院患者を診ている。常時、人工呼吸器を装着した患者も八人から十人くらい同時に受け持ち、障害者病棟の患者のほとんどを担当していた。障害者病棟を診ながら、週に二回ほどは内科外来で他の医師と同様に診察を行っていた。

「こんなに一手に引き受けるのはなぜなのだろう?」

秋田は以前から真意を知りたかった。

ところが、数か月前から「平塚先生が救急患者や入院の依頼を断ることが多い」というスタッフの声が聞こえていた。土曜日には外来を担当するようになっていた秋田も直接、外来看護師から聞かされたことがある。人間として、医師として、開業医からの入院依頼を拒絶するというようなことを簡単にする医師ではないことを、秋田は感じ取っていただけに信じ難く、直接本人に尋ねてみることにした。

答えは単純明快であった。本人が数多くの障害者病棟患者を持っているうえ、これ以上救急患者まで担当すれば医療事故につながり兼ねず、救急医療の受け入れには消極的であったのだ。平塚医師は、医局の雰囲気や医師同士の関係なども理解して、医局内で救急患者の受け入れについて相談できる医師が少ない点や、自分一人での対応が時間的にも難しいこと、専門外や想定外の患者の異変が生じたときに相談できる医者があまりいないことなど現実をよく分かっているのだ。

秋田は、当院理事長に就任してからの救急に対する自分の想いを、平塚医師へ滔滔と説明を始めていた。理性的な秋田にしては珍しい勢いに任せた語り掛けだった。そんな自分に驚きながらも秋田は「この男には伝えられる」という数少ない感触を持った。

図らずも医局内で良き相談相手が見つからず、悩み抜いた挙句、自分の意志と責任で救急の受け入れを仕方なく断っていたのであろうと推測できた。秋田は彼の受け持ち入院患者数を承知していたので、

「うちの救急患者・紹介患者の受け入れには長年の不備があった。消防署の救急要請も依然として強い。今後は外来で断ることなく救急対応をしてほしい。平塚先生の入院させる患者を私が責任をもって担当するから」

と頼んだ。

はっきりとは言わなかったが、平塚は他の内科医を十分に信頼しきれていないようで、入院させても自分が診ないのであれば却って患者や家族に迷惑が掛かり、ひいて

は病院にも影響が及ぶことを懸念して救急を拒否していたのが本当の理由のようであった。これまでも、自分が入院後も主治医として診るという前提でなければ受け入れなかったと無念そうに言った。

こうして、お互いの考え方について理解を深めることができた一方で、そもそも真摯な姿勢の医師に対して疑心暗鬼になる空気のほうが問題で、やはり医局でのコミュニケーション不足がこの病院の重大欠陥であると言わざるを得なかった。下手をすると、院内のこうした根本問題は患者や市民にも信用・信頼されない原因をつくっていく。

「安易に決めつけてしまうわけにはいかないが、もしかしたら疑心暗鬼やコミュニケーションしない空気は、不正を先導してきた前法人の体質によって生まれたものかもしれないな」

そう秋田は確証のない不安を抱いてしまうのだった。

経営者から言えば、「組織と個人」の問題は、正解のない永遠のテーマなのだろうと思う。

病院という組織から考えると、医師の個人主義や我がままを簡単に解決できれば、病院経営は「十分気を付ければ何とかなる」。が、人それぞれの主義や自分の都合を持ち込まれると「十分に気を付けても何ともならない」のだ。

それでも二年以上の時を経て未だ管理者としての所作が劣っている己に対しては自己嫌悪を感じずにはいられなかった。

だからこそ、医局の中に秋田自ら入っていって、その存在をより強いものにしていこうと覚悟を決めた。

平塚医師との話し合い後は、多い日には三名の新規患者を入院させることも当たり前のようになってきて、秋田との話し合いを終えた平塚医師のその後の救急対応については、看護師やコメディカルスタッフとの連携も好転していった。

秋田の毎週月曜日の休みに平塚医師の外来診療を入れるため、平塚は秋田の不在を考慮して点滴を一日分余分に出して、火曜日に秋田にその入院患者を託すことができるような仕組みを構築し、それからの彼は入院患者を断ることはなくなった。本来の彼のやりたかった「断らない、自分で診る医療」が整っていったのだ。

それは、「たった一人」を彼が信頼したからだ。自分の代わりを託せる人が一人いれば、多くのことが可能になるのだ。その事実を秋田は平塚によって知らされた。

緊急入院の連絡は電子カルテを用いてメールの上でお互いに確認する。患者の入院状態が十分に把握できないときは、秋田自らが直接平塚医師のもとへ足を運んで説明を受ける。信頼の構築の仕方は、「地道に」しかないのだ。

こうして二人の信頼関係が救急受け入れを加速させていった一方で、夜間の救急対応におけるインセンティブ効果は相変わらず少なく、当直の医師たちには医局のかすかな変化など伝わっていないような状態が続いた。

「生き方を変えることに等しいのだろうな」

秋田は、そう思って様子を見ていた。

「ならば、むしろ積極的に動いたほうが、自分の生き方まで変わるんじゃないだろうか?」

とも考えるのだった。

病棟での看護師らのスタッフとの交流も仕事を通してより密になっていた秋田は、彼らを通してでもそれまでコミュニケーションの取れなかったスタッフとの交流向上にも努めるようにした。

他の医療機関の経営者がそこまで気を配っているのかどうかは分からないが、自分たちの病院にとって必要なことはそういうことなのだと秋田は理解した。

「小さなことからコツコツと」

どこかで聞いたようなフレーズが突然頭の中に降りてきて、思わず苦笑した。

スタッフに信頼されない医者が患者に好かれるはずがないし、一時的なまやかしで好印象を与えたところで、医療者としての真摯な哲学を持った人間性や仕事力の高さに敵うものはない。

良い病院には、お互いの医者として尊重と情報の分かち合いがあることを長年の経験で知っている秋田は、むしろ大事なことを学ばせてもらっていると考えるのだった。

看板の整形外科診療がピンチ

当院で近隣の患者や医療機関から全幅の信頼を寄せられていると実感するのは整形外科だ。ここをまとめる南整形外科部長は、以前は隣県の国立病院の院長まで務めた人物で、七十代と高齢ではあるが技術は高く、特に専門の膝関節関係では人口関節の手術例を数多く持っており、実績も名声も備えていることで整形外科全体の評判にも好影響を与えていた。

南部長の出勤は七時半頃と朝早く、同じ時間帯に出勤する斎藤事務長ともよく顔を合わせて、頻繁に会話を交わす関係になっていた。

そうした何気ない会話の中で分かってきたのは、南部長の腕や仕事ぶりにほれ込み、同じ医療法人から一緒に移動してきた整形外科医がいるということだった。

「『人は人を呼ぶ』というのは本当なんですね」

斎藤は南部長から聞いたことを秋田に伝えながら、そんな感想も漏らした。

間違いなくそうだ。それは秋田も実感していたことだった。

南部長の片腕的存在の医師が整形外科にはいた。南部長の人柄や指導もあって、その医師もスタッフからの信頼の厚い人だったのだが、今年の初めに肺腫瘍が見つかり、大きな病院で肺の切除を行ったという話を耳にした。

手術後も病院に迷惑を掛けることなく元気に復帰していたようだったが、夏頃から体調が悪化して、一旦、気心の知れた当院へ入院することになった。

が、精査の結果、間質性肺炎という難病指定の疾患（急性増悪《ぞうあく》を繰り返す肺炎）に罹り、暫くの間は入院治療となったが、一時的には回復を見せて入院中に病棟にも顔を見せ、電子カルテと睨めっこをしている姿を見たこともあった。その後、緩解・再発を繰り返しているうちに、秋になってそのまま帰らぬ人となってしまった。期待されていたし信頼の厚い医師だっただけに秋田も他のスタッフも無念さを滲ませていた。

同時に、病院に与えた影響も決して軽微なものではなかった。回復期の患者数を縮小したり、整形外科手術の代わりの医師を探すなどさまざまな調整も余儀なくされた。当然、病院の収入も減少してきた。外科手術の撤退と整形外科手術の縮小は、病院にとっては外科系の二大看板が機能しない状態に陥ったことになり、明らかに〝緊急事態〟だった。

病院運営を再考しなければならなくなった秋田は、現状では内科入院の患者数の増加で賄う以外はこの場を乗り切る手段は思い描けず、理事長就任以来の最大のピンチを迎えていると言っても過言ではなかった。

整形外科は、細々とでも南部長がいる限り手術もやっていく予定ではあるが、数的な計算の立つ医師がどうしても一人必要になる。

南部長は、手伝いに来てくれる四十代の医師を見つけてきたが、他の病院に勤めていたので暫くの間は土曜日の午後のみという変則の事態にならざるを得なかった。それでも助かると思っていたところ、南部長は強烈な誘いで当院への転職を促したという。人を呼べる医師は本当にありがたい。

結局、秋田が理事長を退陣するまで外科医の入職は見つからなかった。

多くの目が「三六〇度評価」に必要

約三十年の経営経験を持つ秋田でも悩むのは人事評価である。

特に、秋田のように医療機関の「再生」も担ったことがあると、組織が安定しているなかでの人事評価と、経営に不安を抱えながらの人事評価とでは、自ずと状況が違うのだと分かってくる。有能な人材を失わないようにする評価法や、優秀でなくとも人間として信頼のおける人物への慰留作戦、そうしたものが経営側と労働側とのさまざまな力関係や条件設定に左右されるので、マニュアルで決めたように簡単にはいかない。しかも判定の価値観が経営側と労働側で大きな隔たりが生じると、両者の主張は並行するのが常である。

育った家庭・社会環境、労働の価値観なども大きく影響してくる。年齢による生活の変遷も要望理由に加わり、同じ条件を終始維持することは極めて難しい。つまり、細かいことまで考えると、同じ人でも昨年と今年では評価の要素が異なるということだ。

「営業は成績がすべてだ」と数字で表すことが合意された職場であれば、負けても諦めがつくし次の励みにもなるのだが、医療業界で数字が出るのは残念ながら患者を診る医師だけである。患者数が多ければ数値は増えるし、高い検査のオーダーが多ければ数値は上がる。

が、数値の上がり下がりの恩恵に与る医師にはボーナスはなく、ほとんどの勤務医師が皮肉なことに年俸制であり、それが一般的な日本の趨勢なのである。一般のコメディカルスタッフにとっては何とも不合理なこの体制が、日本のほとんどの医療機関の現状だと言っていい。逆に一般的なスタッフは、仕事の内容よりも気が利くか、利かないかという社会通念上の作法や常識感覚に基づいた行動で評価がなされてしまう気がする。

知識の豊かさや勤務内容が問われない評価は、上司の個人的な好き嫌いや相性など主観的な要因に左右されることが多くなり、客観的な評価要因が弱い立場に追いやられてしまう。

さりとて人事評価自体が人間が人間を評価するのである以上、誰もが認める一〇〇％の評価方法などあり得ない。そんななかでもより客観的な評価をするとしたら、評価者の数を増やすことで客観的民主的なものだと合意していくしかない気がする。が、より多くの人事評価者を一人の人間に充てるとすると、評価をすることでの煩雑さが増える。そんな時間はかけていられなくなるのではないか。

当院の評価法は「三六〇度評価」とあえて命名したが、例えばある部署の主任の評価をしようとすると、その主任の上司から、部下から、近隣の関連性の濃い人も、薄い人も担当する。

つまり第三者（関係の比較的薄い評価者）の声は何を示すのかというと、その人の日常的な気の配りようが反映するということだ。自分の気配りがどこまで及んでいるか、ということが医療ミスを最小限に抑える手段だとして有効であるからだ。

医療機関は横の連携こそ医療ミスを防ぐ重要なポイントである。どの立場にいようとすべてに対して無関心ではいられないのである。忖度や軋轢を避けるという個人的な発想と、連携しなければ患者さんが危うくなるという責務的な発想はまったく別ものので、医療のプロは後者の視点が重要なのだ。だから日常的なコミュニケーションを活発化させなければならないし、病院全体の事故を未然に防ぐ体制がそうして構築されていくのだ。

三六〇度評価法を二年目で取り入れ、年々改良してきている。今後どこまで理想形に近づけられるのかは未知数だが、優秀なスタッフにとっては頑張りがいがある評価にしていく意思は変わらない。

なぜ医療は素晴らしいと言えるのか

病院の外来受診は、玄関付近の事務受付から始まり、待合室で医師や看護師から呼び出しを受け、診察室で医師の診察を受ける、という一連の流れがある。その後、検査、再度診察、次回再診の予約、会計と続くのが一般的である。

大きい病院の場合、すべての終了までに朝早くから午前中いっぱいなど時間がかかることも珍しくない。それが嫌で大学病院や大きい病院へ行きたくないという患者も多いし、具合が悪くて通院しているのに診療・検査時間より長く待って却って具合が悪くなるとあからさまに文句を言う人も少なくない。秋田も一般の医療機関で診療を開始したときに、仲の良くなった患者から言われたものである。

しかし、昨今の大病院や大学病院では、昔と違って時間のかかる特殊な検査などは、症例の多い患者のいる病院での検査に限られてしまうので、自身がそうであれば長い時間待つことに患者は慣れてきたようにも感じる。

とはいえ、自分の病気が癌だったらどうしようか、治療に時間がかかる病気だったらどうしようか、先が短いと言われたら子供に何と言おうか、手術をしなければならないのだろうか、入院しなければならないのだろうか、などとさまざまな不安要素を抱えて待っているときに、ストレスを与えるような環境では治療も入院も進んで受けようとは思わなくなる。

静かにテキパキと廊下を歩く看護師や、混雑した間隙を縫ってゆったりと患者に迷惑を掛けることなく掃除をしている清掃員など、秋田は他の病院に出かけるときは、働く職員を観察する。自分の勤めている病院と比較して、少しでも良いところは見習い、気になるところはその日のうちにでも改善する気持ちで過ごしてきた。受付での患者対応、床の清潔度、案内情報版の内容・整頓状況、などをウォッチングする絶好の機会だ。

秋田はサーベイヤー（病院評価査定者）を経験してきたからかもしれないが、医療機関として患者に与える安心感と安全性は、チーム医療の総合力であり、組織としての学習能力の高さ、職員個々の知識の豊富さ、落ち着いた会話の安定感、日頃何気なく暮らしている組織の気高さ、上から目線を感じさせない謙虚さ、無駄のない動き、といったことが心地よく感じられてこそ患者の安心材料として、眼や心に自然な形で飛び込んでくる。そのためには、弱い立場の患者目線を自分が常に持っていることであり、そこがベースとなって考えられた環境は誰にとってもやさしいものになるはずだ。

待ち時間の長さにしても、そう感じられないほどのホスピタリティを発揮できるはずだと秋田はいつも考えながらあちこち注視しているのだった。

「医療とは組織全体で学習し、向上することが当然の在り方であり、医療と関わり合っているという誇りと患者さんと向き合っている現実の狭間で、自分を一番高められる素晴らしい時間と空間を持つ仕事が医療だ。医療機関とは素晴らしい勤務場所だ。

その指揮者である意味は、多くの医療者にそのことを実感してもらえるようにすることだ」

自分の任務はそこにあると三年目の秋田は強く思うのだった。

病床利用率の改善は多層的な方法で

公的医療保険（以後「医療保険」という）の下では、病院、クリニック、薬局、訪問看護ステーションなどの医療機関で健康保険証による保険診療を行った場合、その対価として保険者から医療機関に法定の診療報酬が支払われる。

この診療報酬の中には、医療技術、サービスの評価と物品の評価（医薬品、医材料など）が細かく定められている。当院の病院再建の要となる入院医療については、診療報酬上は基本診療料・特掲診療料（医学管理・検査・画像診断・リハビリテーションなど）・介護老人保健施設入所者に係る診療料といった項目ごとに詳細な基準が定められており、急性期医療では高度な入院医療を提供できる一定の基準を満たしている施設ほど高く設定され優遇されているが、そこには厳格な看護師数・重症度、医療・看護必要度（入院患者へ提供されるべき看護の必要量）、在院日数などが示され、急性期の指標として入院基本料が細かく分類されている。

例えば、二〇二〇年改定診療報酬では、急性期一般入院料1の場合、7対1（入院患者七人に対して看護師一人）入院基本料は、一六五〇点（一六五〇〇円）と最も点数が高く、平均在院日数は十八日以内という縛りになっている。その他、看護必要度・在宅復帰率・病床機能連携率・医師数など細かい高度な基準が設けられている。

その他、一般入院料2～7（一六一九～一三八二点）では平均在院日数は二十一日以内と決められている。以前は、入院基本料は7対1、10対1、13対1、15対1の四区分だけであったが、年々煩雑化している実態が窺われる。

四種類しかなかった入院基本料のときに、旧法人は正看比率（正看護師と准看護師の比率）が七割以上の基準に達していないのに、基準を満たしているかのような偽の届け出をしていた。本来のこの病院の入院基本料は最低の15対1というのが正しく、秋田と斎藤がその事実を知って旧法人が申請していた10対1の入院基本料を15対1に修正して届け出たのは、二人が就任した初年度の四～五か月を経た後のことであった。

毎日の診療を重ねていくなかで過剰（架空）請求の違和感を直に肌で感じ取っていた

と同時に、斎藤事務長が前職で経験していた真の10対1の病院とは、働くうえでの空気感も施設のクオリティや活用の様子も大きく異なっていた。そこで一から調査を始めて経営の不誠実さも医事課の未熟さも知ることとなったのだ。

「よくぞここまで……」

実態が明らかになると二人は絶句するしかなかった。

そして、入院基本料の届け出が架空であったことをZ厚生局は既に気付いていたはずだ。むしろ素人でも気が付くレベルの話だった。だが、在院日数の不正についてはZ厚生局は気付いていなかった可能性は強い。だから九回の監査を行いながらも指摘した形跡がないのだ。斎藤は、看護師数の問題や在院日数の問題を解決しなければ、今後の医療継続は難しいと判断し、正しい申請を行うことで、機能不全に陥る可能性の高い一般急性期病棟を蘇生させると同時に、診療報酬改定で新設された比較的看護師数が緩和されている包括ケア病棟を創設し、看護師不足の現状を新たな病棟への事業シフトで乗り切る工夫を行ったのである。

誤って継続していた過剰請求診療報酬分については、Z厚生局で計算し直して過誤分については一年間かけて分納する運びとなった。

秋田は、急性期病院の質の良し悪しの判断は、平均在院日数の短縮で判断されると考えている。当初は平均在院日数二十日を目標に診療改善を進めていきたかったが、無関心を装う医局の各医師の診断・治療の知識や技術、治療・診断能力なども絡んでくることで、簡単にはいかなかった。

秋田が経営者であった五年間で、ある程度看護師も充足された時期に、一度だけ急性期病棟の13対1の入院基本料を届け出たことがあった。しかし、在院日数の二十一日の制限を守ることができず、やむを得ず、わずか三か月で元の15対1に戻さなければならなかったという苦い経験がある。つまり、一時的に人員が足りたとしても、効率的な入院対応が継続不可なら在院日数の短縮には結びつかないことが分かった。

「入院しても退院が早い」という患者や家族の良い噂は、看護師の応募にも良い影響を与えるものとそろばんを弾いていたし、根本的には経営の改善をもたらすことなので全てが好循環になると秋田は考えていた。

救急医療体制の問題と入院患者の在院日数短縮の問題、この二つの課題は、一般急性期を標榜し続ける病院の意志としては「改革」「健全」の最大のテーマなのである。

しかし、平均病床利用率に頭を悩ませているのが現実だった。常に八五％以上の利用率を維持していることが経営の安定化を分けるボーダーでもあり、低い病床利用率の問題は未だ近隣の患者からは十分な信頼を得ていないことの証明だと自覚するしかなかった。

例えば、理事長就任時の二〇一四年（平成二十六年）は七五・九％の平均病床利用率で、それが約半年間継続された。しかし、後半は七三・八％と下がった。病棟編成（各病棟の利用度）は看護師数と絡んだ関係でもあるので、増えない看護師数を考慮すると、比較的看護師の数が抑えられ、入院基本料の高い回復期・包括ケア病棟を重視した編成に移行していくしかなかった。最終的には使用可能ベッドを二百六十六床から二百四十床へと減らし（二〇一五年六月から）、病床利用率が八〇・五％に上昇した。

しかし、この時点でも実際には看護師数は足りていなかった。そこで、どう工夫しても在院日数の短縮が思うに任せない患者が充当できない急性期病棟を思い切って縮小し、二～三か月の入院期限の余裕が見込まれて豊富なリハ・スタッフの活躍も期待できる回復期病棟と包括ケア病棟を拡充することにしたのだった。

目標や理想に合わせた人員や日数の管理ではなく、現状の人員数に合わせた効率の良い病棟編成を成立させ、かつ診療報酬の条件の良い経営に変えていったのだった。

それが功を奏したのか、病床利用率が三年目には八〇・五％、四年目には八七・二％、五年目の秋田がいた最後の年には九六・五％という驚異的な数字も経験することになった。あとは、看護師と医師の募集が適ったときに使用可能な病床数を増やしていけばいいし、それで飛躍できるとの確信を得たのである。

これ以降、健全経営が継続することになる。しかしながら、少しずつ努力の結果が客観的に目に見えるのなら、必ずいつか成就するという確信も浮かぶのであろうが、期待する経営指標が改善されなければ銀行も含めて評価はされないわけで、残念ながら民間病院は経営結果＝健全経営が全てなのである。

厚労省は、急性期疾患を扱う病院の縮減を迫っている。在院日数を短縮することによって、無駄なベッドを少しでも減らしたいのだろう。つまり、毎年約一兆円前後増え続けている医療・社会福祉費の増加にかなり強引なメスを入れてでも歯止めをかけなければならないと本気で思っているのだ。

「今後の団塊の世代の超高齢化に備えた政策のようだな」

秋田は独りごちた。

今ではないが、近い将来に一流の医療機関を目指すならば「包括医療費支払い制度（ＤＰＣ）」を採用すべきと秋田は考えている。出来高払いではなく、患者がどのような病気に罹ったのか（診断群分類）によって診療報酬が決定されるもので、より現場の診療を反映したものと言える。

現状、国が推奨する医療費の支払い制度でＤＰＣ方式を採用しているのは大病院であるほど多いという傾向にある。基本的にはＤＰＣの対象基準は厳しく、煩雑な事務作業も増えるため、今の当院では不可能である。

大まかに言えば、例えば一般病棟入院基本料には7対1または10対1以上の看護体系であることが必要で、看護単位や看護補助者なども決められた施設基準を満たし、さらに平均在院日数の制限も加わる。

秋田は在院日数の短縮をベッドコントロール会議（看護師長や看護リーダーたちが空床・満床の病床の調整などを行う会議）などで何度となく説明を繰り返してきたが、残念ながら「馬の耳に念仏」の状態で、実感というのか危機感が希薄のようだった。それだけ在院日数に限らず医事に関する知識が病院全体に浸透していなかったと言える。おそらく、診療報酬の入院基本料の高低だけで診療報酬を架空操作していた経営陣の意思が末端まで表出していたのだ。

秋田には、DPC基準の二番目である10対1入院基本料に底上げをしたいという強い気持ちがあるが、看護師数と在院日数が満たされない。現在の13対1を速やかに10対1にしなければと焦るのだが現実が……。

なぜそこまでDPCを目指すのかというと、厚労省が急性期病院の縮減を始めている以上、生き残りレースの最低の参加資格基準だと言っていいからだ。医療行政および医療行政者の意図に関して他の医療経営者よりも読みの深い秋田には、このままでは、数年後には急性期病院としての資格をはく奪されてしまう可能性がかなり高いと見ている。現在は一般急性期病院を標榜していても、いずれ急性期病院の対象から外され、そうすると診療報酬上の高い請求点数が取り難い対象の病院になるのである。

毎週金曜日のベッドコントロール会議では、長期入院患者の問題点と今後の退院予定患者の把握、在院日数に及ぼす影響などを、それに関わるスタッフ（連携室、医事課、リハ・スタッフ、医師、看護部）を主体として行っている。患者に関する全体会議だと言っていい。そこでは、例えば、在院日数三十日以上の長期入院患者を書面に提示して参加メンバーに配り、一つひとつの症例を確認する。なぜ治療が遅くなっているのか、いつ頃治療が終了する予定なのか、いつ頃退院の目途が立つのか、などを具体的に主治医や看護師、リハビリの担当者から聞き、空床予定を埋める次の予約患者はどこの病院から、いつ、どのベッドに入院させることができるのかを確認するのだ。経営的に言えば、効率と計画を重視した実行性のある会議でもある。

おそらく、多くの病院が行っていることだが、患者数が少ないときは意図的に退院時期を先延ばしにする。特に患者や患者の家族が退院を強く望まない限り、治癒したからといっても病院側から退院を急がせることはしない。八五％以上の病床利用率が命綱だからだ。

だから、この会議は、あくまでも患者数の多いときに「次をどう満たすか」という観点での入退院の調整にこそ真価が発揮される。

ここに大きな働きをしたのが昨年から始めた地域連携室だった。当初はスタッフの動きも仕事の目的も不明確だったが、〝待ち〟の連携室から徐々に積極的に出向いていく〝出張型〟の連携室に変貌し、他の病院へ出向いて病棟での現場の看護師同士の話し合いの中から、患者の受け入れをある程度決めて、急性期患者の退院予定日まで段取りをつけてくるように変貌したのである。これは、近隣の病院にとっても予定が立てられる方法なので重宝された。

自院にとっては、より詳細な転院人数とその予定日が記入できるようになり、入退院の管理が理解しやすくなり、計画の明確性が増した。ホワイトボードには、常時二十人前後の患者名と疾患、退院病院名、入退院予定日が記されていることが珍しくなくなった。地域連携室は仕事の幅も量も広がり、日毎にその役割が大きくなって、院内の信頼だけでなく、近隣医療施設や保健施設などにも期待されるように育っていった。

秋田は、近隣医療施設や保健福祉施設との連携の大切さを彼らと共に身をもって感じながら、少しのアイデアと行動で全体の動きが大きく変えられることを改めて感じたのだった。

「多くの人の役に立つことと成功することはイコールなんだな」

予定表を見ながら地域全体を相手にしている状況が感じられて、自然に微笑んでしまう自分がいた。

ただ、残念ながら、在院日数に関しては各医師の治療管理の問題なのか一向に短縮されなかった。新規入院患者がそれこそ毎日のように増えて、急かされるくらいに忙しくなると他の患者の退院も早まるに違いないと思ったのだが、まだまだ余裕があって焦るほどの事態には達していないのだろうと判断するしかなかった。

ミスを防ぐための電子カルテ

多くの医療機関で導入が進んでいる電子カルテだが、ただ単に紙から電子にという単純な変化ではなく、検査や処方などのシステムが中心となり患者の病状や治療経過の診療情報を保存し、かつ更新させ経時的包括的に病状を分析していくツールであることが利点だ。

具体的に言うと会計システム、オーダリングシステム、臨床検査システム、薬剤システムなどをオンラインで連携させ、これらを患者情報として電子カルテに記録するのである。当院は前法人のときにA社の電子カルテをオーダリングとして既に使用しており、ある程度の電子カルテ化は可能であったが、古い考えの医師も多く、一気に電子カルテの導入を進めるのは躊躇したようだ。

秋田はこの年の二月から外来診療を始め、当初は紙カルテに自筆で記載をして、オーダーだけはコンピューターを使用する、いわゆるオーダリングシステムから慣れていった。が、七十年という病院の歴史は予想以上に長く、古い紙カルテは持つにも耐えられないほど劣化し、全体としても重く、置く場所も手狭になって、簡易的なスペースだけでも新たに準備しなければならない、という現実が迫ってきたのを機に、思い切ってすべてを電子カルテに替えることを秋田は決断した。

その際に相談したのは、院内に以前からいる情報科のスタッフだった。なるべく仕事に支障が出ないように切り替えるベストの方法について連日議論を繰り返した。秋田には前法人の因循をぶち破る機会にもする狙いがあった。しかし、実際に導入に踏み切ったのは決断から半年後になった。導入の噂を聞いてさまざまなスタッフからの不安や悩みが耳を騒がしたこともあった。特に、高齢の医師たちからの拒否反応に対応する時間がそれほど長く必要だったからだ。

患者の顔を見ないでコンピューターばかりを見て診察するのは医者としての振る舞いではないとか、落ち着いて診療に集中できないといったさまざまな不安や不満の声が押し寄せてきたが、電子カルテの研修会を頻繁に開催してメーカーの直接指導などもしつこいくらいに行い、とにかく不安を解消させることに努めた。不安の解消は秋田の問題でもあるが、近代化への不満は秋田の担当することではない。

同じメーカーの電子カルテを導入している四百床規模の熊本県の病院にまで医事課と看護部のスタッフが大挙して見学に行き、その目で確かめて実践できることを感じて帰ってきた。

「何事も一足飛びには進まないものだな。やはり組織をつなぐのはコミュニケーションなのだ」

と深く感じ入りながら、秋田は若いスタッフからの視察の報告を受けた。

そして導入。当初はキーボードにも戸惑うという雑音も聞こえてきたが、導入から二か月もすると全くと言ってよいほど電子カルテに関する文句や騒音は聞こえなくなった。一部では相変わらずぶつぶつ言っている人間もいると耳にするが、嘘のようにスムーズに職員が使いこなしている状況に、半年間ミーティングを繰り返した情報課のスタッフと秋田は、安堵以上の喜びを味わった。それでも高齢の医師には暫くの間は熟練したクラーク（医療専門知識を持つ事務スタッフ）に付いてもらって、声に出してもらった言葉をクラークがキーボードで入力し、それを医師が確認していくようにした。

最大のメリットは、分かりづらい医師の字を間違って判読したり転記ミスをすることが減って、医事課担当のスタッフの苦労が減ったことだ。これが最大案件の診療報酬記載ミスの削減につながることを信じ、同時に患者への誤解や疑問も軽減していくことを秋田は願った。

医療界の縮図を見せた副院長の辞職

副院長で、内科医としてリーダーシップを取りながら医局をまとめていた町井医師が、三月末で辞職することになった。「一身上の都合」と退職願には記されていたが、病院側からのさまざまなお願いをことごとく拒否してきたことで自身の身の置き場がなくなってきたのだという推測は容易にできた。

どこからともなく辞職の噂が流れ始めたとき、重鎮の南整形外科部長から副院長の辞職を止めるように何度も進言された。急性期病棟担当の看護師長からは「副院長が辞職されて、これから内科をどうするつもりですか!?」とヒステリックに迫られたことも一度や二度ではなかった。

「どうするつもりだ！　と脅迫するのは矛先が違うんじゃないか？」と言いたい秋田だったがグッと我慢して、黙ってやり過ごすしかなかった。

しかし、病院全体にざわざわとした空気が漂い始め、「もしかしたらこれが副院長の狙いだったのか？　スタッフたちは自分を引き留めるよう求めているんだぞ、と分からせるということなのか？」とまで秋田は考え始めたが、仮にそうだとしても経営者は別の見方をしているという自負と事実は変えられなかった。

「誰にも理解されない立場、そういう役割なのだ」

それが秋田の自問自答だった。

副院長が役割的にも医学的キャリアからも長く内科の要であったことはスタッフの誰もが認めていた。もともと血液内科が専門だが、内科一般急性期病棟の責任者として診療を担当していた。そのため外来においては顔見知りが多く、高齢の患者さんからは人気が高かった。優しい人柄も手伝って多くの患者さんが付いていると耳にしていた。

一方で、経営側から見ると別の姿も立ち現れる。救急には消極的で、断る言い訳は並べても積極的に受け入れる覚悟と決断は持ち合わせていなかった。常に三次救急（重篤・特殊疾病など高度技術を要する救急医療）を頭に入れての救急対応となるので、仮定ではあっても「もしも」という不安が事実であるかのように感じられていたのかもしれない。

市内の救急病院やクリニックの医師および医師会の救急関連の役員らを集めて、消防署が一年間の消防車の出動回数、各病院の救急対応と疾病、死亡者数などを報告し議論する会議が行われる。K市長も参加する市内関係者にとっては大切な会議の一つでもある。これに参加している秋田は、一次・二次の救急の割合が八〇％前後と高く、いわゆる救命措置の必要な三次救急はせいぜい二割程度しかないことを把握している。しかも、搬送する救急車は、患者の病気の程度を見て、当直医の診断能力や治療の可能性なども考慮して救急コールをする医療機関のトリアージ（選び出し）を行っているので、むしろ拒否することで病院の適応能力ではなく対応姿勢を消防署から見透かされることになるのだ。数字で考えても、二割の三次救急患者を〝恐れ〟てしまうことで八割の一次・二次患者までも治療機会を失っているということだ。

「そんなものは病院でも何でもない！」

秋田は何度、心の中で怒りがこみ上げたことだろう。しかし、斎藤事務長以外にその気持ちを晒した相手はいなかった。

町井副院長のような性格は、医師には比較的多いと思われる。自分の指摘したことや自分の医師としての考えは貫く一方で、他人からいろいろ指摘やアドバイスされることを極度に嫌う。自分の専門から外れることに手を出して失敗することが自尊心を傷つけるからなのか、医師というキャリアを棒に振ってしまうことを危惧しているのか。もし、自分の手に負えないことはほかの医師に相談すればいいだけのことであり、そのように他の医師も指導すれば済む。起こってもいない過失を初めから想定して二の足を踏む姿勢は、そもそもの医師の存在意義としても問題があると言わざるを得ない。それは「危機管理」とは別の次元の話だと秋田は考えている。

救急は、専門外でも対応しようとする勇気と知識欲の旺盛な医師が多ければ多いほど、助かる患者は増えるはずだ。だから秋田が若いときは当直でもないのに病院に泊まって経験を積んだ。他の若手の医師たちよりも早く先に進みたかったし、早く本物の医者になりたかった。「人を助けられる医者」というシンプルな希望だけが自分を支えた。不安は経験で超えていくしかないとも思っていた。

そうした時代を経て、経営者となってからも若手医師たちには同じような気持ちを持って育ってほしかったし、その意志こそが患者から逃げない自分を育む方法なのだといつか分かってほしかった。そうすれば、いずれ経営側になったときにも医療の根本を失わない経営ができるはずなのだ。

診断誤認が裁判沙汰になるような時代にあって、医師が保守的になるのは理解できるが、自分の理想はいったいどこにあったのか？　という自問自答は常に患者を前にして行うべきことだ。患者優先、その一言の深さと重さを日々味わうことが医師の使命であり、ありがたい人生になっていくはずなのだから。

秋田が、新しい理念を苦心して練り上げ、「最高・最新・最善の医療の飽くなき追求」としたのも、行動指針に「三　高い目標を持ち、勇気を持って行動する」としたのも、そうした気持ちを込めたのだった。

理事長自らが率先して副院長の代わりに内科病棟患者の診断・治療に当たることを公表したことで、辞職前の騒ぎは沈静化していった。副院長とも一週間ほどの間に患者の申し送りなどを行って、極力、現場に支障の出ないよう関わっていくことを告げ「安心してほしい」と伝えた。副院長という立場への敬意は失わないように配慮して見送ることにしたのだった。七年ぶりの現場復帰への不安と緊張感は別の懐に入れたまま。

副院長が辞めてから秋田が入院患者を診るようになって以降約二年間は、特に大きな事故もなく平和裏に経過した。

しかしながら、入院病棟を診ることになって暫くは体重が三kgも減った。もともと院内ではエレベーターを使わないようにしていたが、二階の包括ケア病棟と七階の理事長室の間を階段で行き来すれば、必然的に日々、かなりの距離を歩いているので、それが要因だったのかもしれないし、あるいは自分では気付かないストレスが原因かもしれなかった。

多い日は二十五人ほど、少ない日でも十五人前後の急性内科疾患患者を診ることになって、医師としての勤務スタイルに慣れるまでは、理事長職と兼務するのは精神的にも身体的にもハードな日々だった。

しかし同時に、医師であることの実感を取り戻す心豊かな環境に己を置いている喜びも噛み締めていたことも事実だった。病棟で仕事をしているのだという充実感が楽しくもあり、面倒で忙しく時間に追われた二年間は、それまで話す機会の少なかった若い看護師やケースワーカーやリハ・スタッフたちとの真剣な学び合いの時間となって、心から感謝していた。

「やっぱり医者は天職なのかもしれないな」

このうえない喜びを感じながら、医師として回復するためのリハビリ期間でもあり、自分を見直す再発見の重要な期間だと考えていた。

何役も果たしたシンガポール時代

秋田は十八年ほど前にシンガポールで医師として働いていた時期がある。身分は「コンディショナルドクター（条件付きドクター）」で、シンガポールに滞在する日本人の診察のみが許されている医師のことだ。

シンガポール市内でも比較的大きなグレンイーグル病院内に、二十年ぐらい前からシンガポール在駐の日本人医師がクリニックを開設・経営していた。秋田が勤めていた当時は、フロアの半分を占めるほどの広さの中に、日本人医師五～六人がそれぞれ六畳ほどの個室で診察を行っていた。円形の待合室で患者が待機し、各医師のコールで担当医師の部屋に入って診察を受けるようになっていた。

他にも日本人専用のクリニックグループが三か所ほどあり、計二十人ほどの日本人医師がシンガポールで働いていたように思う。

秋田のクリニックには、日本にいたら会うことも叶わなかっただろう変わった経歴の医師がいた。日本に嫌気が差した〝脱出組〟もいた。とにかく外国での仕事を強く望んで来た医師もいた。どの医師にとっても過去の日本でのキャリアはまったく関係ない環境だった。

診察は、日本のクリニックでのそれとまったく変わることはなかった。職員の七割はシンガポール人（ほとんどが中国系）、残りの三割が日本人やフィリピン人。クリニック内での言語は通常は英語で、日本人の患者や日本人のスタッフとは日本語での会話だった。

ユニークだったのは、祝日や祭日に限り日本人の救急患者に対応するシステムが出来上がっていたことだ。日本人専用のクリニックグループの間で救急当番があり、日本人の救急対応に当たっていた。他のクリニックのことは分からないが、秋田たちは救急用の携帯電話を持ち歩いて、電話が鳴ると症状を聞いて、処置や薬の処方が必要であるならクリニックで患者と会い診察をする。そのような勤務が、月に一回ほど回ってきた。電話の応対から指示、診察、傷の処置、患者の対応、薬剤業務、相談事など医者一人でやらなければならない業務で、日本では医療、事務、薬剤と分業だったので最初は戸惑った。

特に発熱の子供などに薬用量を自分で計算し調合するなど経験したこともなかったので、体重に合わせて服用量を計算する際に間違っていないかどうか常に不安と緊張感を覚えた。クリニックでの処置では間に合わず緊急に大きな病院に入院要請もしなければならないこともあり、救急当番は精神的に疲労したことを時々思い出す。

そうした経験があったから、今の坂本総合病院の常勤医師たちに対して、一刻を争う治療以外はそれほど難しいことではないと伝えたいし、ましてや一人で薬剤や事務までやるわけではなく、言葉も通じる国なのだから、救急に怯えるな！　と言いたかった。

蘇生処置拒否と品格の問題

近年、ＤＮＡＲやＤＮＲといった心肺蘇生拒否に代表される、死を迎えた患者の家族と病院担当医師との間で、死の事前処置に関する承諾書を取り交わすことが増えている。

この背景には、高齢に達した方や治療に難渋してやむを得ず死を迎えなければならない患者や、がんの末期など、ある程度の死への秒読みが想定される時期を迎えた患者には、自然に呼吸や心臓が止まるまで蘇生や注射など何もしないで見守る「心肺蘇生をしない」行為が一般化してきている時代の変化がある。

人間は遅かれ早かれ死ぬのは誰もが覚悟をしていることではあるが、死の直前にシャカリキになって医師に蘇生を頼むことも大切な医療行為であり、それは幼い子供であったり、生きることによって大きな夢が果たせる年齢であったり、死を迎えるにはあまりにも早い時期であったり、蘇生により生き返る可能性がゼロではない人であったり、そうした人たちや家族が必死で蘇生行為をしてもらいたいと願うのは当然のことだと思う。

しかし、一般論としてだが、高齢者やがんの末期となると「長く生きることだけ」が願いではなくなることも事実だ。本人も家族も「生きて来た人生を十分尊重したい」とか、致し方のない死を迎えるに当たっては生前の話し合いを十分重ねて「与えられた時間を大切にしながら家族との最後の思い出を充実させたい」という希望が出てきても不思議ではない。

そうした場合には自然な逝き方を推奨している。ひどい病院ではそのような患者にも診療報酬を考えてふんだんに医療資源を使うことを行っているが、もはやそれは医療行為を超えているように秋田には感じられる。身体的にむしろ負荷をかける行為にもなり得るとすれば、死を近づける悪行だ。

自然に死を迎えることを選んだ患者には、必要以上の輸液の補充や人工呼吸器や心マッサージのような蘇生術は控えて、穏やかに天寿を全うする医療のほうが、本人にとっても家族にとっても最良の選択だと考える。生きるための医療と死を迎える医療は自ずと違ってよいのだ。

とはいえ、死を迎える状況になったからと、病院側の一方的な書面を突き付けて「蘇生をしますか？　しませんか？」「人工呼吸器を付けますか？」「点滴はしますすか？」「昇圧剤は使いますか？」と矢継ぎ早に病院の都合を押し付けるような質問に答えなければならないのが現実の事情のようだ。

秋田はそうしたことに対して同じ医療者として違和感を覚えるし、それ以前に人としての問題を感じてしまう。

基本的に人は、「病院に行けば助かるかもしれない」と必死の願いで救急車を呼び、家族は病人に付き添ってやって来る。その家族に、救急車で運ばれて来た時点で死を迎えているような誤解を与える緊急質問をぶつけても、頭が回るはずがない。患者と患者の家族に対して申し訳ない気持ちを抱いたことが何度かある。

どうしても抑えきれず、

「聞いて許される時と許されない時ぐらい、考えて行動しろ！」

と看護師を叱ったことがある。

そういうケースで自分の言動をチェックするのは、「もし自分の家族だったら？」という問い直しだ。自分の家族だったら絶対にしないような血の通わないことが平気で行われるのは、仕事を事務的に捉えているからに他ならない。たとえ事務的に進行する案件であっても、その根底には「命を預かる神聖な医療機関の一員なのだ」という医療者の世界を選んだ大前提がある。そこから逸脱する無思慮な行為は自分は恥ずかしくてできない、そう自ら問いただしていかない限り改善できない。

医者に忖度したのか、帰宅時間が迫っていたのか、仕事が終わってから用事があるのか、仕事を簡略化したかったのか分からないが、他人に思いやりのない医療はその時点で崩壊していると言わざるを得ない。医療機関が備えなければならない「礼儀」や「品」というものが間違いなくあるはずだと秋田は長い間感じている。

何事もそうなのだが、システムや規則が問題だという以前に、それを扱う人間に問題のある場合が少なくない。

ＤＮＡＲの確認システムが問題なのではない。書類を家族に出す際の注意と細心の配慮が医療者には必要だということだ。しかし、残念ながらこれが現状の一般的な急性期の病院の在り様なのだった。

入院患者に関しても、本来、家族と医師との間に信頼関係が成り立っていれば、冷たい文言の並んだ承諾書など不要かもしれないし、そうであれば死を待つ高齢者に関しては医師の指示に任せられるはずだ。

が、どんどんそのような関係性は希薄になっている。医師も自分の身を守ることが必要になっている。

できる限り、普段から懇切丁寧な説明やコミュニケーションが不可欠で、それが医療を成り立たせている基本なのだ。

「主治医がいないときの留守を預かる当直医や日直の医者に対する配慮だ」という看護師の声は十分理解している。やってはいけないのではなく、医療者の品格ある行為がその医療機関の持つ品位だと言いたいのだ。だからこそ医療機関には人間教育が大切なのである。

中々見舞いに来ない親戚などが状態が悪化して病院に来始めたとき、医者に問題があるのではないか、と疑って掛かる場合も多く、頻繁に会っている家族と良好な関係を築いていてもうまく進まないことだって現実にはある。

しかし、それにしても、どんな場合でも、親切に、丁寧に対応する習慣を身に付けることが絶対な防衛策であることも事実なのだ。

第五章　新病院名と新院長で真の再生へ　四年目（二〇一七・四〜二〇一八・三）

変革への下地

三年目の新年以降、新生坂本総合病院初の「学術講演会」を開催した。いろいろな勉強会や研修報告会を奨励してきたし、スタッフの学習意欲も高まってきたためだ。

講演会は岡山大学消化器外科のA教授を迎えての「がん治療の変遷」というテーマだった。就業中の病院スタッフのほぼ全員が聴講した約一時間の講演は非常に分かりやすく、「さすが」という声が聞こえてきた。近くの独立法人病院からもA教授の医局仲間が駆け付け、聴衆全体が前のめりに耳を傾けていたことに秋田は安堵した。新年明けて十四日目のことだった。

昨年も医師の募集が思うように進まず、秋田が現場に入り何とか一年間やりくりした感じだった。

前回の診療報酬改定で「地域包括ケアシステムの構築」という国の方針が明示されたことを受けて、全国主要都市に並んでK市も遅まきながら医師会が音頭を取って、地域連携目的の「多職種連携研修会」の第一回が七月に開催されることになった。

市内の医療機関や福祉施設、訪問看護ステーション、ケアマネージャーなどが約百人集合して、お互いの仕事を理解することから始めるという集いだった。

秋田が指示することもなく、地域に貢献するという自主的な目的で、坂本総合病院のケースワーカー、リハ・スタッフ、看護師、医師なども十五人ほどが参加した。

それ以降も、熱心なスタッフたちが参加し、各部署から毎回一～二割は研修会に臨んでいた。参加医療機関の中では最も多い参加人数であった。秋田も初回から数回は出席をした。

自分たちも二回目の院内勉強会を行って、徐々に学ぶ意識が醸成されていくことが秋田は嬉しかった。学習の意義を感じて勉強会・研修報告会などの成果が日頃の医療業務の中で活用できるようになっていけば、理想の医療機関に少しずつ近づいていけるし、その希望が励みにもなった。

電子カルテの効用

物事を改めていく場合、あるいは新規の案件を決断する場合、その一つのことがどのようなことにどの程度の影響をもたらすのかを想定しながら行う。そのイメージが広範囲に、的確に描かれたときに判断や決断が「正しかった」と言える。僥倖のようなラッキーも時には起こるが、経営リーダーとしてはそれを期待することはできず、可能な限り多岐にわたるシミュレーションを数字や現場の雰囲気から行うのだ。それも一つの経営能力だと秋田は考えている。

電子カルテの導入にも、さまざまなことを想像した。患者側の利便性はどうか？スタッフの仕事のスムーズさはどうか？　事務的なミスは増えるのか減るのか？「地域包括ケアシステム」にどの程度貢献できそうか？　近隣の病院との差別化はどうか？　将来的には医療界はどちらの方向へ進んでいきそうか？　コストはどの程度の負担になるのか？　導入病院が経験しているメリット・デメリットは調査できるのか？　などクリアすべき多くの課題を瞬時に考えて、一つひとつ確認していった。

今年二月から電子カルテに切り替わった院内のシステムは、それほど大きな混乱もなく順調にスタッフの中に浸透していったように見えた。

まだまだ形だけスタートしたレベルではあるが、より効率的・効果的に使いこなすまでには時間がかかるだろう。ただ、大切なことは、この電子カルテによってネットワーク化された坂本総合病院という組織体が、看護師数や医師の定数をクリアしたときに病院全体を動かす動脈のような役割を果たすことを今からイメージしておくことだ。ベッド数の増床も、伝達ミスの解消も、救急受け入れの件数増加も、間違いなく重要な案件で、それを「何とかしたい」と思う人間にとっては大きな力になっていくと確信していた。そして、確かな手ごたえも感じ始めていた。

今回導入した電子カルテの水準は、全国の医療機関としては平均的だった。若いスタッフには難なく受け入れられたし、秋田も徐々に〝手習い〟を始めていった。まずは、そうした姿勢をトップ自身が示していくことが重要だと考えたからだ。

秋田と斎藤が赴任してまだ一か月くらいの頃だった。情報管理課の前の廊下にあらゆる部署のスタッフが列を成して並んでいた。まるでランチタイムのラーメン屋のようで不思議に思っていたのだが、その頃は院内でインターネットを受信できるパソコンが限られていて、そのために情報を検索したいスタッフが順番を待っていたのだった。

なぜ、そんな不便な、経営的に考えれば非効率で不利益をもたらす仕組みになっていたのかというと、誰もが容易にネット環境を利用できるようにすると悪用するのではないかという性悪説からだったのだ。利用者の少ない施設ならいざ知らず、患者の命を預かる病院が、スタッフへの不信を明け透けにしてこのような前近代的な方法を取っていたことに、開いた口がふさがらなかった。むしろ、このような手法が〝管理〟であり〝防衛〟だと勘違いしていたのだ。

それが分かって、秋田はダメになっていく思想というものがあることをはっきりと認識した。そして即刻、全ての部署でインターネット接続を可能にした。

それが、この三年で電子カルテ導入まで〝進化〟できたのは、恥ずかしながら画期的なことなのだ。平均的なシステムなのだが、よくぞここまで進めることができたと、秋田は一人で感慨にふけったのだった。

厚労省のデータを見ると、二〇一七年の全国の一般病院での電子カルテの普及率は、四百床以上の病院では八五・四%、二百～三百九十九床では六四・九%、二百床未満は三七・〇%となっている。

近年の新規開業クリニックでは最初から一〇〇%が電子カルテ化していると聞くが、病院全体では四割程度の導入に留まっているようだ。百床以下が未導入が多い。なぜ、大病院とクリニックでは電子カルテの導入にこのように二倍もの差が開くのか？　もちろんコストは大きな理由だろうが、もう一つ大きな理由は医療スタッフの雇用と関係がある。スムーズで、ミスを減らし、データのやり取りだけで不要な確認事項が削減できるシステムは若くて優秀な医師の確保になくてはならないものになっているからだ。

当院でも、この電子カルテ導入をアピールして若い医師の招請に役立てたいと考えている。看護師やリハ・スタッフにも新しい働きやすい環境として感じてもらいたい。秋田の考える〝管理〟〝防衛〟とはそのようなものなのだ。

「城西医療センター」へ改名した意図

二月に電子カルテ開始、三月に副院長辞職、と少しずつ様相が変わってきている。具体的なものというよりも〝空気〟のようなものだ。もちろんポジティブな方向への変化である。

秋田はもう一つ、大きな変化を目論んでいた。それは病院の改名だった。社会状況として、医学の進歩と相まって、症状や疾患・症候群などの病気の数が増えている。かつては内科、外科といった大きな括り方で呼ばれていたことが、循環器科、消化器科といった細分化された表記も加わり、めまい・糖尿病などの症状を用いた専門科は患者側からも理解しやすい。ということは、多くの情報の中から選んでもらえる確率が高くなるということだ。

秋田が密かに考えているのは「病院」を外して「医療センター」とすることだ。その変更に大きな問題はないようなので、より患者のメリットを高める視点で考えることができる。「糖尿病センター」「内視鏡センター」といった名称は、特定の疾病に特化した専門性を喚起させる。これまでの個人名を冠した病院から脱却していくことで、本当に地域に根差す医療機関へと本格始動する気持ちだった。

病院名の変更は、メインバンクからも再三打診されていたことだった。しかし、依然として中身が変わらないのに表紙だけ変えても却って評判を落とすことになると思っていた秋田はタイミングを見計らってきたのだ。

改名の噂が流れ始めたとき、「七十年を超える病院名はある種ブランド化しているから変える必要はない」という保守的な意見も聞かれた。

言うまでもなく、「秋田病院」などという個人名など毛頭考えてもいなかった。

すると、地域名か？　そうなれば自治体などにお伺いを立てる必要があるだろうし、すんなりと決まりそうにはないな。今流行りの自然系の名称か？　サクラ医療センター、あおぞら医療センター……美しいけれどもインパクトに欠ける。抽象的な力強い名前か？　センチュリー医療センター、ベスト医療センター……患者さんにとって親しみやすくはないなあ。秋田のアイデアは煮詰まっていた。

そんな折、行政と相談をしていた斎藤事務長から状況を聞かされた。保健所とも相談していたのだが、その過程で何度か新しい病院名を練り直した。しかし、その度にいろんな指摘が出ていた。

秋田は、「過去はきれいさっぱり捨て去ろう」という気持ちで、本当の意味での新しいスタートを切るために「城西医療センター」という病院名でいくことを決定したのである。

当初はメディカルセンターにすることすら保健所からは嫌味を言われたようだが、

いくつかの特殊な専門科や、健診センター、糖尿病専門センター、内視鏡センターなど、センター名を既に院内で使用していたということで、総称としてのメディカルセンターが認められたのだと斎藤事務長は言った。最終的にはY県福祉保健局の許可を得て名前が決定した。

自分で言い出した秋田ではあったが、メディカルセンターという名称は、公的な医療機関やそれに準ずる病院に多く、民間では認可されないものだと勝手に思っていたのだが、県内で二番目の人口を誇り、古くからの城下町ということもあって、メディカルセンターという名称も決して否定的には取られなかったようだ。

百点満点ではないが合格点は十分に与えられる名称変更となって安堵した。大事なことは今後の病院運営がやりやすくなることだ。少なくとも、三年前に起きた「保険医療機関指定取り消し」という痛ましい事件のイメージを人々の頭から少しでも葬り去りたいと願った。

「名前は名前だけではないのだな」

その重責を感じつつも、本当に自分たちの翼で飛び立つ勇気とはこういうことなのだという爽快感も味わっていた。

K市には市民病院のような公的な病院はなかった。独立法人病院が同じ市内にあるのみで民間病院が主力の地域だった。その意味でも今回のメディカルセンターへの名称変更が許可されたのだろう。公的な役割を担っているのだという期待であり圧力なのだ。それを汲み取って、秋田はすぐに市長にも改名の件を報告し、より一層、市民病院的な存在にふさわしい民間病院の立場を目指すと決意を伝え、これまでやや遠慮していた公的な用命などにも「ぜひ積極的に参加をさせてほしい」と依頼した。

秋田の構想としては、容易ではないかもしれないが、ゆくゆくは市が買い取り、明確に市民病院として展開されていくのが市民の健康を守るという意味では最も安定する選択だった。そうなれば今回の名称変更の意味は非常に大きくなるし、一人の病院経営者としても社会貢献の礎となれる喜びが何倍にも膨らむ。

ただ、そうした発想は総務省の目指す方向性や社会一般の流れとは逆行していることなのかもしれないと秋田は自覚していた。が、決意としてそんな強い意識を持っていることだけは内外に知らせたかったのだ。自分で考えた理念にも「社会への貢献と社会からの信頼を得るべく努力する」という一文を入れたことと今回の行動に齟齬がないことを無言ながらメッセージしたのだ。

病院名の変更に伴って、具体的な目に見える変化としては、既存の内視鏡・糖尿病・健診・小児リハビリセンターに加えて、乳腺・甲状腺、緩和ケアセンターを準備している。特殊な専門医の常勤化により、センターとしての大きなうねりをさらに広げていくつもりだ。

もう古い記憶は、この病院には不要だ。「城西医療センター」は自分そのものなのだ。そう秋田は自らに言い聞かせた。


「拾う神」がやってきた!


悪いことは重なる、と言うが、好転するときも次々と重なるもののようだ。

九月に「城西医療センター」に病院名を変更しリスタートを切った直後、三月に退職した町井副院長が兼務していたために空席となっていた新医局長が決定した。

秋田と斎藤は放射線科部長の三村医師をその筆頭として考えていた。常識的で、組織を俯瞰的に見ることができ、コミュニケーション力も高いことをお互いに理解していて、難なく一致した。三村部長には、大きな負担がかからないように理事長として、事務長として、どんな協力も惜しまないと強く伝えて、医局長就任をお願いした。

医局会でも三村新医局長が全会一致で了承された。新医局長の常識性、俯瞰的観点、コミュニケーション能力というすべてが発揮されれば医局が改善することは予測できた。

最大の問題は、消極的で自己保身的で院内をリードしていくことのできない藤田院長に代わる人物の選出だった。が、この件も十月には新院長が就任することになって、「うまくいくときは、こんなものなのだな」と秋田も驚いたのだった。

桑田勝治海星病院院長との出会いは二年前に遡る。全日本病院協会（全日病）の支部主催で診療報酬改定に関する説明会が開催された。その時、たまたま秋田の隣に着席したのが桑田院長だった。個人的にはお互い初対面ではあったが病院名は知っているし、隣に座った「袖振り合うも」のご縁で名刺交換をした。

説明会後には夕食の御膳が配られ、適度なアルコール類も用意され、会食をしながらの質問時間となった。秋田は、当時の坂本総合病院よりもベッド数の多い海星病院の院長がどんな人物で、どんな経営方針を持っているのかを知りたくて、酒を酌み交わしながら談笑した。

その時、秋田は藤田院長の口癖でもある若手スタッフへの嘆きを思い浮かべながら「桑田院長は若手スタッフとのギャップを感じることはありませんか？」と問いかけてみた。すると桑田は、自分が実践している具体的なコミュニケーションの取り方やフォローの仕方をいくつか述べて、問題はあっても正面から向き合う姿勢を示した。秋田はその言葉の端々に人間としての誠実さと医療者としての人材育成意識を感じた。仕事もするし、人への目配りもできる院長なのだろうと思えた。

「こういう院長が招請できたらなあ」

秋田はあり得ないことを妄想しながら、もしそうなれば院内改革も良い方向に進んでいくことが手に取るように分かった。

秋田も桑田も話が弾んで楽しい時間だったとお互いに伝え、握手して別れた。

その後、狭い地域の同じ業界のことでもあり、一年ほど後に海星病院を辞めて他の病院へ転籍したという話が秋田の耳に入った。斎藤事務長に詳細を調べてもらったところ、海星病院の二代目の若い理事長と内科医師の処遇を巡って揉めて、正義を貫いたかたちで辞職、隣町の大きな民間病院へ顧問として迎えられたということだった。

退職の事実が判明したことで、秋田はチャンスと捉え、斎藤事務長と顔を見合わせた。そして早速に面会の機会を設けてほしいと斎藤に頼んだ。

斎藤は、とりあえず現在顧問を務める病院での桑田の様子を内々に調べ、情報を総合した結果、今回は移籍したばかりなので簡単には招請の依頼をするような雰囲気ではないと判断して、少し時間を置くことを秋田に進言した。秋田もそれに同意し、半年ほど連絡を先延ばしすることにした。

ところが、その頃と前後して、わずか四か月前に医局長に就任したばかりの三村医師が、家庭の事情を理由に辞職をしたいと申し出た。予期せぬことであり、しかもやっと信頼できる医局長が見つかったと喜んだのもつかの間で、秋田の驚きと落胆具合は本人自身も予想以上だった。

これまで三村医局長はH県の自宅から片道五十キロを毎日通っていた。一人娘は大学受験が近づき、献身的な奥さんは自身がそのことで不安や悩みを抱え始めた。三村医局長は家族思いの人だったが常に一緒にいてあげることもできず、そのことが気がかりで仕事中にも気になっていたという。そうした話を直接本人から聞いた秋田は、引き留められる事情ではないことを悟って、残念ながら受諾するしかなかった。

しかし、突然のことで代わりのベテラン放射線科医師を見つけるのも容易ではなく、当面は自宅でX線フィルムの読影を行ってもらうという約束を交わした。

桑田医師に関しては、その後の情報として、今いる病院では大好きな内視鏡医療が満足にできず、今後もこのような状況が続くのであれば医師としてのキャリアを生かせる新たな場を探さざるを得ないことも考えているようだという確かな話を斎藤事務長がキャッチして報告してくれた。他の医療機関からの声がかからないように注意を払いつつ、かといってストーカーのようにしつこくならないよう気を使いながら、それとなく匂わす連絡を続けながらタイミングを計ることにした。

そして数か月、桑田医師のほうから斎藤事務長に電話があった。その後はとんとん拍子に話が進み、院長受諾の回答を貰ったのである。

その三か月後の十月から就任した桑田新院長は、自身でもよく働くことを〝売り〟の一つとしているだけでなく、彼と面識のある薬問屋やメーカーのMR（医薬情報担当者）なども異口同音に認めていた。当院に欠けていた「一生懸命汗を流す」という、昔なら当たり前のことを理屈抜きで実践してもらえる貴重な医師であると分かった。

働く意味や喜びを背中で教えるという良き時代の生き残りを実務のリーダーとして迎えられたことは、秋田には夢にまで見た、この上ない喜びだった。

この四年間、この実現に全てを捧げてきたと言っても言い過ぎではないほど、常に頭の中の大部分を占めていた問題だった。

さらに、全く予期しないことだったが、近隣の独立行政法人の医療機関から、定年前に辞める決意をした放射線科の医師が新生の城西医療センターに興味を持ち、面接したいとの申し出があった。かつて同じ職場で働いた経験のある南整形外科部長からも人柄や技量、能力などに太鼓判を押され、願ったり叶ったりと感謝した。三村医師の恩師に一度相談に行く必要があると考えていた矢先のことで、秋田は「捨てる神あれば、拾う神あり」「待てば海路の日和あり」といった普段は自分の人生になじみのない諺まで噛み締めた。心の中で小躍りしながら、子供がはしゃぐような満面の笑みを浮かべて朗報に酔いしれた。

「一生懸命やっていればきっと運が開けるのだな」

目標達成の実感とは、いたってシンプルなものなのだということを、それまでの苦労を思い起こしながら味わっていた。

言うまでもなく、久しぶりに斎藤と飲む酒の味は格別に美味かった。もしかしたら、理事長となって初めて味わう美酒だったかもしれない。

四年間をかけて培ってきたことがこの地元に浸透していったのかもしれない。有頂天になる必要はないが、スタッフやさまざまな人に心の中で感謝しておく必要はある。その気持ちを忘れなければきっとこれからも優秀な医師が集まって来るはずだと思いたいし、そうでなければならないと自分に言い聞かせた。

斎藤事務長の話によると、さらに数人の医師が当院への転職を望んで待機しているという。秋から冬へ変わっていく風も、かつてのように身震いするものではなく、身を引き締めるためのものに感じられた。

苦労や失敗こそ「教え」と信じる

苦労というものの意味が時代とともに変わってきている。

「自分にとって必要だ」とみんなが共有していた時代はもはや遠くなり、「無用なもの、価値などない」と考えられる時代になっている。時代の変化といえばそうなのかもしれないが、そう言ったところで何かが明らかになることもない。要は、自分自身への期待度の違いなのだろうと秋田は「苦労」の意味を考えている。

秋田の性格は、幼いときから人と同じことをすることが嫌いで、他の人間が安易に手を出すような当たり前のことを避けて、むしろ苦労するほうを選択してきた実感がある。人生観もそれに沿って出来上がってきた。

そんな秋田の人生訓は、「夢」と「波乱万丈の人生」。人の手が届かない難題にあえてトライする。そして、半端ない努力や苦労を重ねて成功を勝ち取りたい。楽をしたいという人生感は若いときから持ち合わせていなかった。大変だけれど人がやりたがらない苦労や覚悟の道を敢えて選んできたので、「艱難辛苦」の世界に身を置くことを厭わないから、大変さなどは普通のことだと思っている。医師としての成功も失敗も、誰のせいでもなく自らを追い込んだ結果だと思っている。

そんな自分を振り返って、秋田はそれが中学・高校時代の「全人教育」の影響ではないかと今になって思う。教育の成果は、表れるまでに時間がかかるのだ。

大学卒業後の秋田の医師人生は、実験も研究も自分の意志やアイデアでやってきたし、上司からの意味不明な命令には屈してこなかった。たとえ教授から指示を貰っても、求められること以上に知恵を働かせて、簡単な仕事を複雑にすることに喜びを感じていた。他人からすれば無駄と思われても、その「余計」「無駄」にしかオリジナルの経験値は生まれないと知っていたので、単純な仕事や決められたことしかできない作業は自分がやる必要はない、他人が忌み嫌うような難しい仕事こそ買ってでもやっていこうとするタイプなのである。言い換えれば、存在感のある人間でいたいという願望が強いのである。

結果が大事であることと、最初から結果しか眼中にないのは意味が違う。結果はみんなが気にする領域だが、自分が何を求めてこの仕事に携わり、何を学んだか、なぜ自分にとってなくてはならない仕事だと言えるのか、そういった自分だけの領域が必ずある。農家の生産物だって、ありとあらゆる努力とアイデアで新たな作物を栽培したときの喜びは、売れるとか売れないとかの次元の問題ではないはずで、誰の目にも分かるような成功とか失敗の類ではない、自分にしか理解できない至福の瞬間を誰もが持っているのである。

今回の医療機関の再生も、何の根拠もないが五年というしばりを自分で設けたのは、自分へのプレッシャーを自分で与えたかったからだ。運や人徳も含めて自分の能力を知るうえで、人生最後の大仕事として秋田はこの任務を選択し、敢えて挑んだのである。

そのような冒険的要素を自分に課して挑んだことが、身内に騙されたり、仲間に裏切られたり、オーナーに問題があったり、秋田とは関係なく仕事が中途半端な状態で終わってしまったこともある。なかには、秋田の知らない間に他の医療法人へ経営譲渡されていたという信じられない出来事もあった。ハッピーな結果ではなかったことのほうが多く、そのため、失敗こそ自分を育てる唯一の教えだということが信念となっていったことも事実だ。

それゆえに成功したときの達成感は他人が感じる何倍もの至福の喜びになるのであるが、そうすると屈辱的な失敗であっても、自分しか理解できない小さな成功であっても、他人を恨んだり羨む必要がなかった。「結果以前にも意味がある」と知っておけば、個人の満足感や良い経験をしたと思える幸福感は、見える部分だけの仕事の成果に左右されない。そして、そこのところが自分自身を形成していく重要な要素なのだと信じていた。

しかし、今回の一大問題であった医師募集は、秋田一人が頑張ればなんとかなるような話ではなく、組織やチームの改善やその勢いが結果的に主要問題を解決するきっかけになることも学んだ。

「高い山ほど登ったときの眺めや景色が良い」という言葉を耳にしたことがあるが、やっとの思いでハードルや困難を乗り超えたときにしか見えない景色は、実際に登った人間以外は想像も理解もできない、本人だけに見る権利が与えられた絶景なのである。

秋田は、シンガポール時代の夏休みに、同僚の医師と二人でボルネオ島にある四〇九五メートルのキナバル山に登った。富士山より高い山への登頂を果たしたときには、その景色にも、自分の努力にも、喜びを味わった。緯度が高くなればなるほど勾配がきつく、足場は凍り付き、頂上に着いた頃には快晴の空だけが自分の頭上に広がり、人生最高の思い出として未だに記憶に残っている。

「人生も山登りと同じだよな」

そう呟いたとき、斎藤事務長と飲んでいたのだと現実に返って、けげんな表情を浮かべる斎藤に「いや、何でもない」と言うとウイスキーを口にした。

第六章　実績という審判　最終年（二〇一八・四～二〇一九・三）

人材募集の苦労が報われる

「今年は例年よりも早く咲いて、心なしか花びらの色合いも鮮やかな気がするなあ」

秋田がこの地で満開の桜を見上げるのも五回目になる。

「何かの暗示なのか？」

そんなふうにも一瞬思ったが、すぐに忘れてしまうほど美しい桜に見とれた。

三月まで近県の自治体病院で産科に勤務していた医師が、医師専門紹介センターを通して当院の健診医師として応募してきた。それまで、お産の取り上げばかり休む時間もないほど続けて、肉体的にも精神的にもすっかり疲弊してしまったようだった。少し楽をしたい、と率直に転職理由を語った。健診勤務を望んだのもそのためだった。

さらに、前述した南整形外科部長の知人で近隣の独立行政法人立の医療機関の放射線科の医師がこの四月から正式に就職することになった。

加えて、南整形外科部長の手術の手伝いとして非常勤で参画していた四十代の整形外科医も同じく四月から常勤することが決まった。

そして、これも予想外のことだったが、眼科に勤務する医師の大学の同期で関東の病院に勤めていた神経内科の女性医師が、一人暮らしをする高齢の実父の介護のためにK市に里帰りし、時間の都合がつく限り非常勤として入院患者を診療してもらっていたが、ソフトな当たりは患者にもスタッフにも評判が良く、もはや勤務時間も常勤レベルに十分相当していたので、改めて常勤医として採用した。

その後、同じ独立行政法人立の医療機関を定年になった消化器内科の女性医師の就職も内定しており、ここに来てこの土地に縁のある医師たちが一緒に働くことになり、秋田としてはこの数年間の毎日の心労が溶解していくようで、久しぶりに春の訪れを感じていた。新しい春風が入り込んできたわけだから、当然、院内も活気づいてきて、このまま三百床を持つ病院らしい内容の充実を図っていきたいと思った。

関東からやってきた自分を棚に上げることになってしまうが、やはり、医師はその技術だけでなく、コミュニケーションのしやすさなども含めて、地域に明るい人材、地域の人となじみやすい人材、それがいちばんだと実感した。技術を売る医師というよりも頼りになる医師こそが求心力を高めていくのだとつくづく思った。

そう考えると、最初は非常勤としての雇用から始めてもいいのだ。働いているうちにスタッフや患者との関係や病院への影響力が将来的な縁をかたちづくっていくはずだと思うし、そのような愛着の形成こそが確実性を持つのだろう。

一度にこれだけの新しい医師が集まると、秋田は次の段階としては働きやすい環境づくりに配慮しなければならない。言い換えると、良い医師が辞めていかない職場づくりということになる。そして、その空気を最も敏感に感じ取るのは地域の患者さんたちなのだ。

新しい顔ぶれに変わった新生・城西医療センターの可能性というものを秋田はようやく実感するようになってきていた。

評価機構の受審と合格に新院長効果

まだ秋田と斎藤が就任して間もない頃、放射線科の主任技師が「日本医療機能評価機構」を受審するよう提案し、むしろ秋田と斎藤のほうがその積極的な改善提案に引っ張られたかたちで認定の準備を始めることになった。それが一つの大きなうねりとなって病院全体での改革の取り組みに集約していくことになった側面がある。

この認定に向けて、まずは各部署に、評価項目の審査対象が十分に満たされる状況であるかどうかを調査した。病院全体での評議チームを構成して、不適格が予想されるところについては順番に解決していくことにした。リーダーは事務長が務めた。各部署の役職者も理解を示しているので、地道にコツコツと改善を進めていくだけでよかった。

ただ、唯一の問題は医局だった。具体的には複数名の医師たちだった。機構の受審など全く興味もなければ、考えようともしなかった。病院全体の大きな事業であり、自分たちの仕事場の未来を左右する可能性のある課題に、無関心でいられることが秋田には不思議で仕方がなかった。

最も懸念されたのは、そのような無関心の空気が他の人々に少なからず影響することだった。医師が無関心だったり消極的姿勢なのに若いスタッフだけが盛り上がって進められるはずがない。マイナスのスパイラルに巻き込むことだけはやめてほしかった。

そんな状況だったから、受審日が近くなるにつれて医師らに受審の情報を伝達して協力を依頼するのに評議チームには焦りが生じていた。同じ医師として忌憚なく言えば、「もともと標準的な感覚を持つ人間からはかけ離れた者たち」が医師という生き物だと秋田は感じていた。

斎藤事務長も、「このままの状態では受審日には間に合わない」と訴えた。機構に問い合わせると、少しだけ受審日を延期してもらえることになった。

しかし、医者がさまざまなカンファランスや症例検討会などを実施しているかどうかの評価項目もあるのだから、今の実態では落とされるのが明らかだった。斎藤の「間に合わない」は「受審する意味がない」と同義だった。

だからといって受審を安易に取り消せば、放射線科の主任技師はじめスタッフの意欲を無にすることになり、すでに払い込んだ受審料も無駄になる。

斎藤事務長にとっても、この受審は新生・城西医療センターがもっともっと地域にアピールするうえでの試金石にもなり、本当になくてはならない医療機関としての評価を受けるターニングポイントにもなり得るとの考えがあって、簡単に受審を放棄したり、非協力的な医局を無視してやり過ごすわけにもいかず、早急に何か手を打たなければならない状況に頭を痛めていた。

そして見出した解決策は、希望に頼るしかないものだった。新院長が就任するまで何とか受審を延ばし、新院長の意向として医局全体を受審の方向にまとめ、強引に受審へと進めていく方法だった。神頼みならぬ新院長頼み。だから、新院長の理解が得られなければ今回の受審は実現できないという覚悟を秋田と斎藤は決めたのである。

ただでさえ自分の仕事にしか関心のない医師たちが医療機能評価機構が何をするところなのかなど知るはずもなく、ということは自分の仕事がどのようにすると評価され継続可能になるのかという大所高所の発想など皆無で、聞く耳も持ち合わせてはいない。そんな瓦礫を大型ブルドーザーで一気に除去して整地するのは、理事長である秋田一人の力では難しく、やはり現場の医師のトップである院長という立場が最も有効だった。

そして、ついに十月、桑田新院長が就任した。秋田と斎藤は新調された家具の匂いが残る院長室の扉をノックし、改めて就任の挨拶を交わした。すでにお互いに面識があり、期待も込めた敬意で桑田院長を迎えた。

そして、すかさず近々に迫っている評価機構受審の話を持ち出すと、院長は身を前に乗り出して、以前勤めていた病院では最初の受審時の院長として積極的に進めたことを語った。カンファランス（会議）の重要性も十二分に理解していて、新院長の提案による毎週水曜日の全院（全ての医師）での入退院カンファランスから始めようということに、その場で決めた。すぐに新しく配属された秘書に依頼して、この一週間の入退院の症例を表にしてもらった。

桑田院長の動きは早かった。就任早々に全院カンファランスを実施し、担当医には入院の状態と今後の治療の方針について簡単な説明を求めた。死亡退院についてのスペキュレーション（死因の推測）は病院にとっては重要なことで、秋田はそれがスムーズに行えている当たり前の状況に感動していた。しかし初めは、秋田が要望してもほとんどの医師が参加せず、成立しなかった。

むしろおかしな状態だったのだが、機構受審の難関であった医師のカンファランス開催がやっと実現し、初めての入退院カンファランスは無事に終了した。このまま継続するかどうか不安もあった秋田だったが、当然のように常態化し、今まで医局行事への出席が少なかった南整形外科部長でさえも新院長の声掛けに応じ、率先して参加するようになった。

ほぼ全ての医師が毎週水曜日の午後一時に集まるというそれだけのことが難しい世界であり、しかし、それをたった一人の院長就任で激変できる不思議な世界でもある。

と同時に、やはり、医師の数が少しずつ増えてきたことで一人ひとりの医師にどことなく余裕が生まれたことも影響していると考えられた。新しく就任した医師たちほど新鮮な気持ちで取り組むため、彼らが古い体質を引きはがしているという事実も見逃せない。

「鉄は熱いうちに打て」というように最初が肝心なのだ。

以前が嘘のようにほとんどの医師が協力的になった。その背景には、新院長と医局との間を取り持つ新医局秘書の明るくて積極的な人柄も功を奏しているようだ。

「コミュニケーション力のある人材が場を変えるのだな」

そんなことも秋田の新しい学びとなっていた。

こうして日本医療機能評価機構受審の下地が積み上げられ、受審に向けてのさまざまな課題が改善されていった。

当然、機構受審と関係なく毎週水曜日のカンファランスは続いた。病院の入退院患者の状態や死亡退院の理由を把握していくなかで、興味を持った医師からの質問なども会議中に多くなり、本来の真面目な医療機関の医局の当たり前の姿に変貌していった。

「これが本来の姿だったのだ」

そう秋田は捉え直した。もはや遠い過去となった旧法人の姿勢そのものが医師やスタッフにどれほどの悪影響を与えていたか、これではっきりした。

一年前とは比べようもない、学問的な雰囲気すら感じる医局に変わったことで終わらず、今後は症例検討会や勉強会や読影会など、もう少しレベルを上げた会議に持っていきたいと秋田は考えている。それがより高いクオリティを求める経営者としての夢でもある。

自分の任期中は不可能かもしれないと悲観的だった秋田だが、延期した受審が六月に可能となった。そして九月には合格書を受け取ったのだった。

初めての受審で、中立的、科学的、専門的に病院機能が一定水準を満たしているというお墨付きを得たことが、秋田は率直に嬉しかった。自分だけの力で実現したわけでないことは重々承知しているが、第三者に「よくがんばった」と言われている気がしてしまうのだった。

この認定書によって診療点数が上乗せされるわけではないし、患者数が増えていく保証もない。メリットがないから審査を受けないという病院も増えているという。受審のための作業負担が通常の業務を妨げるデメリットのほうが大きい、という声も少なからず聞こえてくる。

ただ、今日的な視点で考えると、新型コロナウイルスなどにより病院が医療崩壊を招くなど現実的な危機が起こってしまうなかで、社会的・医療的にこの認定の仕組みはどっちにしても国民にとっては何らかの物差しとなっていくのではないか。病院も選ばれる時代になっているのだと謙虚に考えれば、簡単に無駄だとも言えない。いずれ判断の答えが出てくるように思われる。

厚労省は、右肩上がりで膨らんできた医療費・社会福祉費を必死に抑制している。そうすることで、想定外の感染症やワクチン等の医療費の国家的な出費に備え、不妊治療費の保険適応などにも対応していきたい考えだ。そして、その背後には千百兆円ともいわれる国の借金が圧力をかけてくる。

いずれにしても、今回の認定証はゴールでも何でもなく、さらなるステップアップを秋田に決心させた。変な話だが、認定証を手にして、「やれる！」と確信が持てたのだ。やっているから認定された、と考えるのが普通なのだろうが、そのような自信などとは無縁のまま走り続けてきたので、偶然出場した大会で好記録を出したランナーのような「これまでやってきたことは間違いではなかったのだ。いけるぞ！」という気持ちだった。

医療機関としての死亡診断書を突き付けられた中堅の病院が、自分で決めていた五年間で徐々に這い上がり、最後の年度には曲がりなりにも医療機関としてのある一定の基準をクリアしていると判定された。それは意味のあることだと考えたいし、共にそこまで進んできたスタッフの努力に敬意を表したい。

具体的に充実させていきたいことは、横の連携がスムーズに運ぶ病院になることだ。部署の違いを感じることなく、患者への接し方が自然体な病院こそが、チーム医療をしっかり遂行している医療機関だと秋田は思っている。組織としての信頼はホームページなどには反映されない。癌や難病などの治療は入院してからの月日が長くなる恐れがあり、治療の途中でスタッフと患者の信頼関係を失うことが患者にとっては辛くて怖い。だから逆に考えると、病院に対する信頼とは、横の連携が取れていて患者である自分がないがしろにされないことなのだ。医療訴訟を回避する危機管理なども日頃の患者とのコミュニケーションにポイントはあるのだ。

事務長の無念の退職

五年目に入ると新たなスタッフもたくさん加わり、旧法人から在籍している職員は全体の四五％程度に減少してきた。それだけ新陳代謝が進んだと秋田は考えるようにしている。

そうした改善、改革の実務的な中心にいたのは、言うまでもなく斎藤事務長だった。法人移譲時の異常事態を早く察知し、何とか大ごとになる前に旧法人の悪しき慣習を食い止め、Z厚生局との連絡を絶やさずに、かつ自ら過ちを正したことで、法的なお咎めが少なかった。秋田はそう考えて斎藤事務長に感謝をしていた。

四年目の夏を迎える六月初旬の木曜日、中田は今年のボーナスについての交渉をしにメインバンクに行き病院へ戻ってきた。銀行から帰院した険しい顔の消えない財務担当の中田から、秋田へ内々の重要な話を理事長室で聴かされた。夏の賞与日を前にして、銀行からの脅しとも取れる話だった。銀行はそこまでの四年間、成果の上がらない現状を顧みて、何らかのペナルティを科さなければ銀行の担当者の責任になりかねないということなのだろう、賞与の支給と病院幹部との退職とをバーターとして提案され、その中心人物として斎藤事務長の名前が挙げられたというのである。

すでに四月には秋田も斎藤も財務担当の中田も、銀行から要求され、給料の三割カットを果たしていた。そのうえさらに、四年経っても元本返済の目途も立たずに不履行が想定される状況になって、返済金額の減額という事態となれば、現執行部の責任は放っておけず、何らかの処分を下さないわけにはいかないということなのであろうか。

秋田は、

「もうすぐ結果が出るのに、なぜそこまで待てないんだ!?」

と、やまなみ銀行に対して心の中で叫ぶしかなかった。

斎藤事務長がいたから、この病院の事務関連がまとまり、組織らしく動き始めたことは間違いない。各コメディカルの相談相手としての役割も十分過ぎるぐらい果たしてきた。辛くて嫌な役割を果たしてきた人物だけに、この事態を撤回させなければならないと秋田は強く思った。もし、斎藤事務長に黒字の明かりを見せることもなく詰め腹を切らされるような事態になれば組織として忌忌しきことだ。一心同体となってやってきたのに、片方の羽を捥《も》ぎ取られることになれば、今後、飛べるかどうかさえ怪しくなる。

　職員に与える影響だって小さくはないはずだ。何事にも真剣に向き合って、その誠意と情熱を確かな成果に結びつけてきた事務長が、ある日、突然目の前からいなくなってしまえば、経営陣に何かあったのではないか、また病院が危ういことになっているのかと不安を掻き立てるだけだ。

　中田からメインバンクの意向を聞かされた秋田は、責任を事務長だけに課すことに大きく反対したが、苦しそうな顔をしたまま中田は「決定事項なんだ」と述べるだけだった。そして、「これから事務長にそのことを告げに行く」と言葉を残して理事長室を出ていった。

　銀行は、理事長自らが病棟に出て診療をしている現状では、秋田に直接矢を放つのは無理だから事務長を、と判断したのだろう。財務を受け持つ中田は銀行との交渉の全てに関与しており、むしろ「自分を」と本人から申し出たが銀行に拒否されたと言っていた。が、本当のところは分からない。銀行としては、法人の交渉相手を今更代えられないという事情と交渉上手な中田に対する感情や感覚と、現場でいかにして利益を出していくか日々奮闘している秋田や斎藤へのそれとでは、明らかに温度差があるようだ。

新年度になって、やまなみ銀行は頻繁に中田を銀行に呼んで経営改善を迫っていると、何度となく秋田は中田から聞いていたが、その結論が七月の賞与の引き換えと事務長辞任という天秤なのである。しかしながら、それはむしろもっと利益から遠ざかる人事でしかない。病院と銀行ではハンドリングは違うのかもしれないが、「組織は人である」という根本的なフィロソフィは違わないはずだ。

納得できない秋田は、銀行の支店長に直接電話をかけて問い詰めてみたが、理屈にもならない理屈を述べるだけで、「取り消してください！」と迫ったが、冷徹な反応でしかなく、事務長辞任の既定路線は覆らなかった。

「あんな前法人には無駄金を使っておいて、銀行のくせに金の使い方も知らない！」

そう頭に血が上って思ってみても、現実は秋田の手の届かないところで動いているのだ。

この時期が経営再建の大きな山場の一つであったことは、後に分かる。

事業移譲時にある程度の融資を受けていたが、その貸付金も使い果たし底を突き、今年から元本の一割を返済する予定にもなっていたから、それもできないという危篤状態時にこのような事態が生じてしまった。秋田は自分の無力さを反省するしかなかったが、それゆえに斎藤事務長に何と言ってお詫びをすればよいのか頭を抱えるのだった。今までの改革・改善が決して間違っていないことは自信があったが、一番大切な結果が出ていないという現実に対して、自分が斎藤をクビにしたのだと思った。

近隣で最も関係を強くしてきた独立法人病院の院長とはお互いの病院のスタッフおよび患者のことで懇談会や意見交換会、連絡会議を頻繁に行ってきていた。これは、秋田とその病院の院長、斎藤事務長とその病院の事務局長、そうした間での信頼関係を日々作り上げてきたからだと秋田は思っていた。その院長は、狭い業界の噂話を聞きつけて、今回の斎藤事務長の辞任についてはいたく心配をしてくれた。しかし、この問題ばかりは誰も立ち入ることができなかった。

以前に比べて、時間外の患者を遥かに多く受け入れられる体制になって、開業医から紹介される患者も増えていた。入院患者数の増加によって、看護師数に合った休眠ベッドの再開や包括病棟の拡張など、当センターで考え得る手段は斎藤事務長の在任中に計画、実行されていた。

今思えば、一つの問題でも二人で納得できるまで何度も話し合い、できることは即行動に移し、ありとあらゆることにチャレンジし続けてきた。だが、斎藤事務長がいる間には結果が出なかった。そのことが悔しいのである。

院内で語り合って夜遅く帰るときも、一緒にコンビニに寄って夕食を買い、途中で別れて帰宅した。お互いの好みの弁当やビールの銘柄まで知り尽くしている。しかし、秋田以上に本人は悔しさを抱きしめているに違いない。それを思うと、黙って自分の痛みに耐えることしかできなかった。

翌月の七月から城西医療センターは念願のV字回復の始まりを体験することになるのである。だが、これは斎藤事務長が辞めたこととはまったく関係のないことだ。「ほら見ろ」と、もし銀行が言おうものならば、こういうことが予測できるデータがあったから斎藤を追い出したのか？　といぶかしくもなる。

まさに、正しい判断のできない地方の銀行のやり方だと秋田は思った。だったら三十億ものこげつきをつくる必要もなかったはずだ。約束を果たせないからと人を切るならば、前法人の関係者はとうの昔に消えていたはずではないか。それこそ一貫性のない対応に、地域医療を潰していく〝本当の悪魔〟を見た気がした。

辞職した斎藤とは、その後、電話やメールで秋田の知り得る限りの情報を伝えた。秋田自身、残り九か月に迫った理事長生活の終焉を充実して全うできるように願うだけであった。

寄付講座創設で貢献領域を広げる

三年目に元本返済という責務が生じ、四年目を迎えると元本返済を含めた返済金額の増加が要求される。病院の再建を引き受けたときの銀行との「約束事」だ。それを考慮して、秋田も斎藤も十分過ぎるぐらい危機感を持って経営にあたっていた。そして、否応ない「お金」の問題を解決するには攻め続けるしかなく、できる限りの対策をいろいろな局面で展開していった。

某国立大学の医局とのパイプが太くなって、当センターから積極的に医局員の派遣を働きかけたり、大学医局にさまざまな相談や交渉もできる状況になっていた。これを機に、もっと個別的な展開をスタートさせたいと秋田は考えていた。各医局の専門性に合わせて当院は協力できることをアピールするとともに、必要な医局員の派遣がスムーズに進むよう協力関係を築いた。担当となる大村教授も医局員の研修の機会を増やすというメリットを喜んで、積極的になってくれた。

そんなある日、「寄付講座」が話題に上った。かつて日本の医療界は、秋田が大学在任中も、その後の十数年間くらいまで、薬品会社の意向が大きく反映された業界で、薬剤一流メーカーの儲けが途轍もなかった。医療費の三割は薬剤費として消費されていたのだ。しかしながら、昨今はジェネリック医薬品に代表されるように、厚労省自ら後発品を使うように国民に促している。

少子高齢化の時代なので医療費をいかに抑えるかは喫緊の課題であるが、その一方で国民皆保険の効果のためか長寿の人が増えており、医療政策の観点だけで医療費を調節するのは難しい。薬品メーカーも、新薬よりもジェネリックに流れる患者が増えれば莫大な開発費を投じて新製品を開発することに臆病にならざるを得ない。だから、秋田たちの時代に盛んに行われていた薬品メーカーの接待などは、今や悪しき遺産となった。

二〇一六年の統計を見ると、世界大手製薬企業の医薬品売上高で上位三十社に入る日本企業は五社だが、高騰する開発費用に日本企業の売り上げ規模は見合っていないと言われ、長期収載品に収益を頼るところが増えており、戦略の転換が必要ではないかと囁かれてもいる。近年の度重なる薬価改定によって採算が悪化し、安定供給が危惧されている薬品も少なくない。だからといって国内の後発医薬品市場も経営規模の小さい企業が多数あり、医薬品の市場自体が大転換の時代を迎えていると言っても過言ではない。

大学も、以前ほど新製品を開発するメーカーのサポートの役目に勢いがなくなっているのは、おそらく企業側からの研究費などが目減りしているからだと考えられる。一つの薬の効果をさまざまな角度から見直すことで安定供給を図るメーカーが増えていると聞くので、大学の医局も研究費を自前で集めなければならない時代になっている。近年、大学が産学官協同講座を増やしたり、企業から大学へ研究員を派遣したり、新たな取り組みを行うのは当たり前になっている。

「寄付講座」はその中の一つで、民間企業や行政組織から寄付された資金を使って研究開発や学術振興に役立たせていく仕組みである。例えば、大学の外科医局が医療機械メーカーの試作品づくりのために共同研究するなど、大学と企業の境界線は間違いなく緩やかなものになっている。

当院が寄付講座を大学と行う場合は、大学単独の症例よりも多くの症例を研究対象にもっているメリットから、共同の症例研究や実習に照準を合わせることができる。その目的で大学から期限を設けて医局員を派遣してもらい、常勤待遇で働いてほしいと思っていた。大学で給料を貰える医局員は数人に限られており、その対象外の医局員には当院が給料を支払える。大学医局では機会が少ない臨床経験を若い研修医クラスの医師たちに提供できるのは、医局にとっても当院にとってもお互いに好都合だ。いずれにしても教授の胸三寸なのである。

余計な支出どころか必要な支出も縮小せざるを得ない医療業界の現実の中で、「寄付講座」を民間医療機関から行政に提案し、救急医療体制を整えることは地域にもメリットをもたらすアプローチだと言える。疫学を含めた研究を請け負うこともできるし、重篤な糖尿病を今後扱っていくための研究報告を行うこともできる。医師会から熱望されていた後方支援病院の資格を取得して安心して患者さんを受け入れるシステムを作ることもできる。大学の若手の医師を一人ではなくグループで編成して受け入れてもいい。とにかく、医師が増えればさまざまな良い対策が構築でき、地域全体に貢献できる医療の提供が可能になるのだ。そして、ゆくゆくは市の大きな医療マターとして協力できるようになると感じている。

今年は、長年にわたって不十分だった救急医療への積極的な参加を表明し、五〇%以上の二次救急要請を扱い、三次救急を受け入れる独立法人病院との信頼関係を増幅させたい。これが最も現実的かつモチベーションの上がるプランだと考えている。そうしたコストを「寄付講座」で賄うのだ。

V字回復までの真実

振り返ってみると、秋田は理事長として就任した当初から、病院の再建には最低四つのポイントがあると見ていた。

一　医事課の改善

二　良い医師の招請
三　救急対応の早期改善
四　クリニックなどからの紹介患者の増加

この中でも最も基本的な業務として懸案事項だった医事課の改善は、事務長や医事課長との出会いに始まり、その努力によって、厳しい秋田の目にも全体の七〜八割は改善されているように思えた。地道なことであると同時に臨機応変の対応力も必要とされる領域だけに、モチベーションやコミュニケーションといった組織の基本を作り直す方法は間違ってはいなかったが、思った以上に時間はかかった感がある。

医師の招請も重大かつ根源的な永遠の課題だと思ってやってきたし、事実、そうであった。職業的試練なのか、住環境の魅力の問題なのか、決して招請のハードルが低くなることはなかったが、もがきやあがきの地道な努力の先に、本当に運が訪れた。秋田の医師の招請は成功したとは言い難いが、最後の五年目に大量五人の医師の入職と、寄付講座がらみの医師の獲得ができたことは地獄からの生還にも似た快挙だと感じていた。

救急対応の早期改善の問題が、システムや技術の問題ではなく、医師の医師たるマインドや思想に左右されるものだとは秋田も考えていなかった。仕組みが整えばうまくいく、そう計算していたのだが、医師という人種のことを自分自身が分かっていなかった。いや、医師たる者は、という自分の考えを他人にも当てはめて捉えてしまっていた。医師になった目的も、職業的な考え方も、千差万別だったのだ。それが当たり前なのに、古い考えで、医療者のあるべき姿を追う意識のない医師に要求していたのだろう。

一般的なサラリーマンよりも高給であることに夢見て医者になった人間も多く、医師紹介所に登録して給料の良い病院に応募する医師も結構いる。それが悪いというのではないが、ある程度の長い期間は一つのことに集中して研究し技術を高めながら自分の人間性も鍛えていく。我慢と忍耐も必要だ。消化器内科の場合は内視鏡の技術や胃のレントゲン撮影などの技術習得を継続して行うことで、専門医や指導医の資格取得が可能になる。

「急がば回れ」という諺を持ち出すまでもなく、人生は長いのだからそんなに急いで目的を果たさなくても良いのではないか。「長い人生の一瞬の性急さが一生の後悔につながらないように」と老婆心ながら伝えておきたい。

特に、人との交流が下手であったり、自身の専門以外のことには卑屈になったりする医者は、医師同士の会話を恐れ、学び合うことを避ける。そのような医師たちを数多く見てきた。彼らをとやかく言うつもりはないが、それによって救急外来が開設できるか、より多くの人を救えるか、といった問題が見えないかもしれないが大きく影響してくることを知っておいてもらいたい。城西医療センターだけの話ではなく、国内の医療者に言いたいことでもある。

紹介患者の増加を具体化したのは、地域連携室だった。予想以上に外に向けて機能したと秋田は考えている。患者である市民の要望を受け止める受動的貢献を期待したのだが、それ以上に能動的なポジションとして近隣のクリニックや病院から紹介を受け取る仕掛けを始めて、それを成果につなげた。医師会関連や福祉施設、クリニックからの紹介患者は、外来に関しては最初の年は約九百人だったが、二年後には千三百人に増加していた。紹介入院では、最初の年は二百七十人が二年後は五百五十人と倍増したのである。

よく言われることだが、「攻撃は最大の防御」とはこのことかもしれない。何よりも秋田が嬉しかったのは、担当スタッフたちが自主的に動いていたことだ。仕事ではあるけれど、どこかに「自分の病院」という意識があったのであれば、経営者としてこれ以上の喜びはない。

さまざまなものを残し、また、さまざまなものを消した五年間だった。目標の何割を実現、達成できたのか分からない。知らぬところで迷惑も掛けたかもしれない。特に斎藤事務長には申し訳ないことをしたと今でも思っている。

しかし、それもこれも含めて、あの地域に必要な病院を再生させるという大きな命題の中の出来事であり、秋田はここに向かって心血を注いだことは自負している。

秋田が残したことの一つ「寄付講座」も、今後は医師が全く来ないとか一人の医師に偏るとかの異常事態にならないよう、医師の派遣を受け入れ続けるべきだし、今後の民間病院の生き残り方の一つの方法として一石を投じた気がするのだった。大学医局と民間病院が、お互いの求めるものが合致するなら、今後もこのようなお互いを補完し合うシステムが必要になってくる。

医師も揃い、黒字が継続できる病院へのV字回復の基礎をつくったことで、秋田の当初の目的は終わったと自分の中では解釈した。

もし、黒字化があと数か月早く達成されていたならば斎藤事務長を突然の辞職に追い込む必要もなかったし、残念だし、後悔の念が消えない。

一般的な医療経営であれば、腕の良い、有能な、考え方のしっかりした、患者本位の性格の好い医師が集まれば、そんなに悩む難しい問題ではない。しかし、救急に関しては医師のやる気だけでは解決できない複雑な要因が絡んでくる。人材・環境・施設設備・科の特殊性を含めた諸問題を整備した上で、担当医師と病院が入念な契約を取り交わして、やっとスタートできるのではないかと学んだ。「新法人の意向だから協力してほしい！」と言うだけで動くほど単純な問題ではないのだ。

秋田が関東医科大学の救命救急センターに在籍中は、若いせいもあって義務でもないのに毎晩救急センター内に泊まり込み、救急患者が搬送される度に救急車のストレッチャーから一斉に救急室の固定ベッドに患者を移し、患者の周りを十数人が囲み、囲んだ医師は誰もが何がしかの役割を担って動いた。救急とはそんな光景が普通だと思っていたし、そんな生の現場で医療経験を積むことで未知なる症例に出会う不安も緊張感も喜びでしかなかった。

そして、最大の達成感は、命がどちらに向かうのかこの一瞬にかかっているという土壇場で、正確な診断と治療を成し遂げたときに、医療チーム全体が充実感と満足感に浸ることだった。

そういう充足感を救急医療の中で味わえる時代であり、その気持ちが医師としての自分を支え続けてくれただけに、今の若い医師たちにも味わってほしいと考えたのだが、訴訟社会の中でポジションと医療目的を変えてしまっていた救急医療の現実に、幻想を抱いたのかもしれない。

しかし、救急をそうとしか捉えることのできない医師ばかりになってしまった医学教育に落胆しているのも事実である。それもこれも学んだ五年間だった。

個人としては、マネージメント能力の不足を痛感させられもした。が、仕方なく果たした経営者と医師の〝プレーイング・マネジャー〟としての立場がスタッフに何がしかのメッセージを背中で見せたことは、想定外の有意義な時間だった。仕事の話だけでなく人間としての考え方や生き方などを若い人たちと話す機会も増え、より太い人間関係が日々の生活の中で培われていったように思う。

変化に気付くのは、ちょっとしたことからだった。あれほど文句が先に出ていたスタッフが、五年目になると、忙しくとも文句を言うような雰囲気もなくなって、忙しいかどうかを気にする環境ではなくなっていた。意味のない無駄な私語も聞かれなくなった。間違いなく人の気持ちが改善されていったのだ。

そのような日々の積み重ねが人の命を扱う医療現場で繰り広げられていることが、医師である秋田には嬉しくて仕方がなかった。

時間はかかったが、花は咲いた。土壌を改良し、苗を植えた人間がいなくなっても花は咲き続ける。そのことが医療なのだとも思う。苦労は、その肥やしになればいいのだ。

Ⅱ部　病院再生・データ篇　～数字で見るV字回復への道～

一　診療報酬返還請求の大誤算

ここから示す数値は平成二十六年度から平成三十年度までのもので、医業収益に始まり、医業利益、入院診療収益、外来診療収益、医業費用などを表と図で示してみた。スタッフの意識改革をはじめ病院全体の健全経営化に戸惑った五年間であったが、医療経営の根幹を成す医者という人材の確保に伴って見事にV字回復を成し遂げた。「組織は人である」を証明していることだけは紛れもない事実として、振り返ってみても何の疑いも持たない。

私が後進に経営を委ねて以降の約三年間も、その状況を維持していると聞くと、あのとき不思議な力で集まってきた医師たちが離職せずに患者さんのために邁進しているからだと想像が付く。「終わり良ければ全て良し」という言葉で自分を慰めるつもりは毛頭ないが、最後の最後まで手を抜かずに一生懸命全うするという当たり前のことを実践する意欲がより強くなったのは事実である。秋田と斎藤が二人で舐めたさまざまな辛酸は、自分たちの想像を超えて滋味深いものだったのかもしれない。

秋田の描いていた病院再生のシナリオは、医事課のレベルアップに始まり、患者を呼べる医師の招請、救急医療対応の改善、近隣住民への医療機関としての信頼回復獲得への努力、その結果として収益の改善、病院の立て直し、近隣への口コミ、評判の拡散、押し寄せてくるほどの患者の増加、という目論見であった。

秋田に与えられた時間は五年。そのための〝肝〟は医師の確保。「良い医者が来れば、病院は必ず改善する」という信念はあったが、良い医師が来る環境を整えることが実は大変難しい作業だということもこれまでの経験から秋田は悟っていた。

蓋を開けてみれば、一度死に絶えた組織の蘇生は想像以上に困難だった。数々のトリックに塗《まみ》れた大小のハードルを乗り越え、地雷に脚を奪《と》られる危険地帯を通り抜けなければならなかった。

しかし、徐々に蘇生し、身体を動かし、ADL（日常生活動作）を改善させ、周囲への感謝を込めながら改革・改善を遂行していくことで、健全さを取り戻せるはずだと考えていた。患者数は増え、評判は医師会、市役所、消防署、保健所、市内は言うに及ばず近隣の市や町へと広がりを見せ、まるで波紋のように全県からこの地方にまで及ぶことを期待しながら奔走した。

が、考えていた理想のシナリオ通りに事は運ばなかった。

ここに数字を用いて記した意図は、なぜ理想のシナリオが働かず組織再生にブレーキがかかったのかを客観視するためであり、それでも最後の土壇場で再生への道筋が付けられ、その後今日までV字回復を続けている根拠を示すためである。

現場では、目先の細かい修正を加える日々にならざるを得ない。地道な取り組みに終始した理由は、急激な改革を組織が受け入れられずに崩壊していくことを避けるためであり、患者に恐れや不安を感じさせない配慮からだ。腫れ物に触るかのような手探りが半年ほども続き、それは自転車操業経営から逃れられない苦しみを伴った。

本来、診療報酬は申請から二か月後に医療機関に振り込まれるものだが、今回、旧法人と新法人の間には「二か月間の診療報酬譲渡」の契約が結ばれていて、四月以降に入金される診療報酬額と見合う旧法人の債権を医療法人「爽風会」が継承するという条件がそこには明記されていた。新体制による開始直前の二月、三月分の診療報酬はいったん旧法人に振り込まれたのちに新法人に移されることになっていた。

旧法人が四月以降に入金するレセプト債権と見合う負債を新法人「爽風会」が継承するという条件で事業譲渡契約を締結し、二月、三月分までは旧法人に通常通り振り込まれていたのだが、四月の段階で保険者側（市町村国保や健保組合、協会けんぽ、後期高齢者連合、市町村生保などが、旧法人の過剰請求分の返還と保険者側の振込分を金額の多少とは関係なく、相殺権を行使してきたために当初の予定が狂ってしまった。請求額は二月、三月分の基金、国保連の取扱高なので、通常の診療報酬の〇・八掛けだと思われ、実質約四億円弱ほどが振り込まれなくなったことになる。保険者側の言い分は、看護師不足による入院料の施設基準の格下げによる返還要求で、つまり施設基準違反の過大請求ということになる。

これを本来は旧法人で保険者別に計算して提出しなければならないが、事業譲渡により管理者も代わったばかりで、新法人では計算を放置していたし、旧法人でも今更計算したとしても、返還必要額は過去五年分の入院料の差額と懲罰としての加算金二割五分が乗ることになり、旧法人の年間収益を超えてしまう。その上、新年度の四月からは事業譲渡をしたので、旧法人の収入はなくなり、破産手続きに移行したために返済の協議すら持てなかったというのが実態である。

旧法人が招いたこととは言え、その飛び火が新法人にも少なからず大きな影響を最初の段階で及ぼしたのである。

こうなると新法人は、手も足も出せなくなる。国保連合会の弁護士などは、病院が潰れても致し方ないというくらいの強い口調で、今回の看護師不足による入院料の施設基準の格下げによる差額返還を問題視していた。

秋田と斎藤は、この三億五千万円を新法人の運営費として期待していただけに、受動的な弱い立場は最初から最悪の状況に追い込まれたのだった。戦火の激しく燃える最前線に押し出され、誰の後押しも期待できずに経営の最前線に駆り出された感が否めず、ぎりぎりの銀行融資額で経営を始めるしかなくなった。スタート時から生半可の努力では立ち行かないことを悟らされ、再建の意気込みを大きく上回る不安と緊張が過った。

そうした事情もあって、事業承継後から半年ほどは旧法人の診療体系をそのまま受け継ぎ、手探り状態が続いた。そのため、新法人が最も重要視している入院患者数の維持に注力しながらも、外来・入院ともに患者数の減少を想定に入れながら、どこまでそれを軽減し改善に向けられるかという作業に明け暮れていた。

診療報酬に起因する看護師数、それに基づく入院基本料やさまざまな施設基準の見直し、などの検討も日々続けた。引き継ぎ内容の異変を感知しながらの作業になるため、中心となって動いた斎藤事務長が少しずつ正しい届け出に変更するのには時間を要した。

二　看護比率10：１のＤＰＣ病院を目指して

一般急性期病棟の主な入院費＝入院基本料（医師の診察料＋入院環境料＋看護料）＋特掲診療料（投薬料＋注射・点滴料＋検査料＋画像診断料＋手術・麻酔＋内視鏡・心臓カテーテル検査他）である。

日当円（一日の一人当たりの入院医療単価）は、検査の多少や検査内容の高低、薬剤の多少・高低により比較的流動的である。

二〇一七年（平成二十九年）、看護比率15：1における急性期の最低レベルの平均日当円は三〇〇〇〇円前後で推移していた。新入院患者の増加や検査数、薬価の高い薬の使用などで三一〇〇〇円台程度になることも珍しくなく、患者の検査数や薬剤価格の高低は経営の大勢に影響するほどではなかった。

しかし、当院では外科の手術ができないか少ない状態が五年間の後半期に比較的長く続き、平成二十九年の秋田の内科病棟診療開始後からは内科単独の日当円の計算が整形外科のそれと合わせて会計の主要収入源となり、その値が病院収入を大きく左右することになっていった。

大学病院やそれに準ずる独立法人などの特定機能病院は、診療報酬の優遇措置を受けられるため、日当円は73，938円と高く、次いで地域支援病院の61，780円、秋田が目指しているDPC病院（急性期入院医療対象の地域包括払い病院）は57，549円となっており、真の10：1の入院基本料を目指すつもりでいた。

つまり、入院基本料が7：1（一五五五点）と15：1（九五四点）の看護基準の違いによって一日約六〇〇点（6，000円）の差を生じ、月に換算すると180，000円もの差額になるので、患者数を考えると非常に大きな違いとなる。

近年の病院経営は、看護師数や医師数などがさまざまな意味で重要な要素となり、医療はいかに多くの人間の手が必要かということを示している。患者数が充足されたとしても、検査数や看護師数、在院日数の軽減、その他の優遇される施設基準の上位をできる限り取得していないと健全経営への道は険しく、少なくとも看護比率を10：1以上に押し上げる努力は必須となる。

秋田が理事長に就任した年は診療報酬改定年でもあり、地域包括ケア病棟の診療報酬点数が新設となった。秋田は、取り敢えず一般急性期の旧法人と新法人の違いを過去のデータを基に比較することから始めた。

一般病院の全国の入院基本料の平均単価は、４０，０００円前後であり、それに比して当院では、前法人時（10：１）が五か月平均で３０，８００円、平成二十六年四月の新法人（15：１）継承後は七か月平均２６，７００円で推移している（表１）。本来なら10：１の入院基本料の方が高い収入が見込まれるはずなのだが、新法人での15：１の入院基本料より低値である。一般病棟における長期入院患者の入院料は療養病棟（九十日超）と同等の病院が相当数あり、急性病棟に相応しい病床機能の明確化を目指している。何かをしなければならない一般病棟と、もともと「マルメ」にして余計な検査を慎む療養型病棟の目的に大きな違いがあり、急性疾患を取り扱う一般病棟は、病状の変化も大きいので、入院基本料が低く抑えられているが、長くなると余計な検査の必要もなくなり、ほとんど変わらなくなるシステムにしてある。つまり、在院日数の〝少なくとも〟三十日以内という優位性を守るために、入院が半年を過ぎると療養型より低い点数になっている。

かつての坂本総合病院は一般急性期病棟の長期入院患者数が多かったために、急性期病棟の優位性が保たれず、収入の鈍化に繋がり、ひいては経営の足を引っ張る状態となっていた。経営譲渡後に、一般病棟の長期患者が予想以上に多数であることが確認され、疾うの昔に急性期医療の優位性が保たれていなかったことを露呈したのである。

医師不足により理事長秋田自らが診察に参加した時以降、耳をそばだてても、院内で在院日数の重要性についての会話が聞こえてくる様子はなく、旧法人時代からの思考停止の悪習慣が長く残っていたと言わざるを得ない。

つまり、表向きは10：1であっても〝偽〟の10：1の看護比率でしかなく、有体に申せば「頭隠して尻隠さず」の例えにも通ずる素人経営の所以であったに等しい。

表1に示したように、経営譲渡から一年間の病棟別一日当たりの入院基本料平均を比較すると、最も高いのは回復期リハビリテーション病棟（以後回復期リハ病棟・表では「回復」）の32，201円であり、次いで一般急性期病棟（「一般」）の29，959円、三番目が新設になった地域包括ケア病棟（「包括」）の27，070円（但し

		入院合計	延患者数	単価（全体）	一般	障害	回復	包括	ICU
10：1請求（平均単価30,800円）	4月	212,782	6,865	30,995	27,520	23,870	33,370		237,400
	5月	209,112	7,076	29,550	27,270	23,890	33,320		113,500
	6月	209,666	6,812	30,780	28,820	23,780	33,460		145,700
	7月	212,683	6,828	31,150	28,600	24,080	32,680		238,400
	8月	211,973	6,716	31,560	33,230	24,370	32,200		
15：1請求（平均単価26,700円）	9月	190,331	6,465	29,440	29,640	23,760	32,440		
	10月	197,992	6,753	29,320	29,600	23,550	32,220		
	11月	194,480	6,733	28,880	28,800	23,450	32,140		
	12月	194,564	6,544	29,730	30,820	23,660	31,630		
	1月	184,233	6,171	29,860	31,800	24,040	30,330		
	2月	162,325	5,368	30,240	[illegible]	24,550	31,620	27,270	
	3月	190,322	6,462	29,450	31,290	23,940	31,000	26,870	
	平均	197,539	6,566	30,080	29,959	23,912	32,201	27,070	183,750

（表1）一日の入院患者の医療単価（円）

二か月間平均）で、最低が障害者病棟（「障害」）の２３，９１２円だった。

翌平成二十七年度の入院基本料を平均レセプト請求点数で見てみると、「一般」は３０，７７８円、「回復」は３２，２９３円、「包括」が３１，５８６円、「障害」は２６，０７９円という数字が出ている。前年度よりは高値傾向にあるが、一般病棟以外の病棟は検査等が包括されるので、過剰な検査は持ち出しになる。むしろ、何もしないことで収入増加になる。「一般病棟では患者が増えれば検査数が減り、患者が減れば検査数が増える」と言われているが、当院に限っては何も変わっていない。一〜二年目の現場リーダーに改善の意識が希薄だったことがここからも読み取れる。

障害者病棟は、入院当初から退院まで入院日数によって変化しない一一九八点で、入院基本料が低いのはやむを得ない。その分、在院日数要件がないので入退院の回転の必要はない。

三　15：1を支えた地域包括ケア棟での手術費

以前は、当然のように一般病棟で整形外科の手術を行っていたが、地域包括ケア病棟での手術料が別途算定できることが判明し、斎藤事務長が弛まぬ交渉で南整形外科部長を何とか説き伏せて、地域包括ケア病棟下での手術の了解を取り付けてからは、手術は地域包括ケア病棟での管轄となった。これにより、件数も多い高度な手術に関しては、入院基本料の高い地域包括ケア病棟での請求を行い、一般病棟より高い日当点が算定できることになった。

秋田の理事長在任中の五年間において、施設基準の看護比率を上げることはできず、一般病棟の最低である15：１の入院基本料で経営を行わざるを得なかった。看護師が集まらず、看護師数が基準を満たすことが不可能だったからだ。それを補うアイデアとして、この手術料の算定はありがたいものだった。

入院基本料は、一般病院では入院収入の五五％前後が平均的だ。特定機能病院やＤＰＣ病院、地域医療支援病院になると検査や処置など各種要件が加算されて、全体的に入院基本料の比率は下がる。経営的には入退院の回転率を上げることで在院日数の高値を維持することになる。救急や紹介患者の入退院の頻度を上げることで収益の高値安定が維持できるので、一般病院が療養型病院と同じことをしていては収入が増えない仕組みになっている。

入院期間を少なくとも二十日以内で回転させながら病床利用率を保つというのが、現在の急性期病院に与えられた使命なのだ。しかし、秋田が病棟を受け継いだ時にはそれが守られておらず、愕然とした。

図らずも旧法人が偽った10：１の急性期病棟の日当円を譲渡後の五か月間も継続してしまったわけだが、秋田が入院患者を診るようになってからも驚かされることが出てきた。急性期病棟であるにもかかわらず一～二年の長期入院患者の数が非常に多かったのだ。本当に急性期なのか！　と驚くとともに冷や汗が噴出した。まるで長期療養型病院であるかのように、患者の在院日数が意識的に計算されている様子がないのだ。医療従事者でありながら在院日数を気にする者がいない状況は、「木を見て森を見ず」に等しい。

日本の急性期病棟は、海外に比して入院日数が長いとされる。急性期一般病棟の在院日数の意味のない延長は、昨今の診療報酬下では健全経営の崩壊にも繋がる自爆行為と言わざるを得ない。

四　看護師数に合わせ組織を大編成

平成二十四年三月三十一日までと四月一日からの病院は別物なのだが、患者や市民の目からは何も変わった様子はないように見えている。この意味合いは、地域に対して心配や迷惑をかけることなく新たな法人が動き出したということだ。

しかし、まさか人々の想像もできないことが実際には行われていたことなど夢にも思わなかっただろう。新法人は、船出とともに事前に十分な検討ができなかった診療報酬の解釈部分の修正や、必要不可欠な各施設基準の改革・改善処置を速やかに行い、正しい届け出を急いでいた。年度が新しくなればリセットされている、などということはありえなかった。

前法人の残した負の遺産の完全撤去は困難を極めた。特に違法を匂わすような怪しいものは一刻も早く見つけ出して撤去・廃棄・修正などの改善が求められた。そうして、なるべく早い時期に有事から平時の体制作りに移行しなければならない。

が、健全経営の理想（仮想）と目の前の現実（実態）との壮大な谷間に引き裂かれ、精神が不安定に揺れ動くことも少なくなかった。正直に言うと、譲渡後一年余りは前法人の余波を受けざるを得なかった。

ＩＣＵ専任の医師がいなかったために専任医師を新たに立てるか、施設基準の届け出を取り下げるか。診療報酬違反に関連する想定外の発見に驚愕しながら類似案件の再チェックも行った。再出発やスタートダッシュと言うにはあまりにも不健全で重症だったが、いくら過去を嘆いても前には進まない。中古物件の譲渡なのだと自覚して、一歩一歩慌てずに、しかし急がなければならないと十分心に刻み付けた。

初年度の敵は、端的に言えば過去の遺産だった。これに立ち向かう行為は、一見易しそうに見えるが実は想像以上に難しい。まず、過去の過ちに気付くには時間がかかる。そして新たな改善策を速やかに導入していくにも手際が必要。

旧法人からの引き継ぎ時、既に一般病棟、回復期リハ病棟、障害者病棟が存在していた。最も病床の多い一般病棟（百六十六床）が看護師配置数の問題と重なっていた。実態とは異なる10：1看護での申請を継続した結果の取り消しであるということは、まずはこの問題を改善しなければ前法人と同じ指摘を受ける可能性があった。看護師数の増減は、医療機関であれば日常茶飯事ではあるから三か月の基準の資格猶予期間が設けられている。三か月以内に元に戻っていればよいのである。

編成替えの手順としては、絶対的に不足している看護師数に適した病床数と施設基準を最初のメインに改善を始めた。さらに譲渡後四か月でＩＣＵ撤去、五か月目には一般病棟二十八床を閉鎖し計二百六十六床とした。地域包括ケア病棟も十床減じて、三百床で引き継いだ病院も、最も少ない時には二百三十床まで利用可能病床数を縮小した。本来なら、前法人もこのベッド数の届け出が正しかったのではないかと推測する。つまり、七十床分が過剰申告となっていたということだ。

それから四か月後、一般床の五十五床はそのままにして、看護師数に一般病棟ほどの数を求めない地域包括ケア病棟は実数三十床からのスタートとなった。

一年目の収益は、数字上は思ったよりも落ち込みが少なかった。その理由は、〝偽〟の10：1看護が五か月間続いたことにある。残りの七か月間は〝真実〟の15：1看護への修正で平均単価は減少したが、長期の入院患者が多かったため、急性期病棟の割には病床利用率に変動が少なかった。一般病棟における在院患者数は、平たく言えば一部は〝療養化〟していたものと思われる。そのために10：1看護と15：1看護の較差が少なかったのだ。

本来ならば、10：1看護と15　1看護では入院基本料で一日一人当たり三七二点（三七二〇円）も違うのだが、患者数の変化が少なく、在院日数がそのまま付加価値として算定できる患者数には限りがあり、長期療養患者に等しい在院日数となっていたことで、数字上、10：1看護と15：1看護の入院基本料の差にならなかったというのが正しい評価だと考えている。

一年二か月が過ぎた頃には、看護師数に対応してベッド数は二百四十床へと減少した。

二年目は、前向きな経営改善とは裏腹に、全体的に延べ患者数も徐々に減った。入院患者数が減れば一人当たりの単価（日当円）は上がると踏んでいたが、実際は単価も下がり、年間で前年比一億三千万円程度の大幅な収入減となった。毎月一千万円強の経常赤字であり、はっきり言って想定外。一年目はかなりの減収を覚悟していたが、病床稼働率が一年目八四％、二年目は八五％と大差がなく、延べ患者数を全体的に増やさないと単月黒字にはならないと大まかに推測した。

月の平均入院患者数も一年目は二二二・四名、二年目は二〇六・五名、三年目二〇四・三名、四年目は一九六・九名と、月日とともにじり貧となっていった。焦りが生じてきたが、各年目標を定めて着実に目標を遂行しているとの自負はあった。最後の五年目だけは苦労が報われる年となったが、それまでの四年間は針の筵状態が続いた。ちなみに、五年目は二二〇・六名と一年目と大して変わらなかったが、中味がすっかり変わっていた。

一年目はスタッフの能力の早期把握、二年目は改革のインフラ整備、銀行への元本返済が始まる三年目は、病棟改編等の大ナタを振るった。しかし、理論値と実績値の大きな差を確認することになり、計画通りに行かない無念さを暫くの間痛感していた。

	ICU	2階東	3階東	3階東	3階	4階東	4階	5階	6階	合計
2014年4月	6	30 一般10：1	28	20	40 障害者13：1	26	55 一般10：1	42 回復期	53 一般10：1	300床
2014年10月	×	30 一般15：1	28	20	40 障害者13：1	26	55 一般15：1	42 回復期	53 一般15：1	294床
2015年2月	×	30 包括	×	20	40 障害者13：1	26	55 一般15：1	42 回復期	53 一般15：1	266床
2015年6月	×	30 包括	×	×	60 障害者10：1	×	55 一般15：1	42 回復期	53 一般15：1	240床
2018年2月	×	30 包括	×	×	60 障害者10：1	×	45 包括	42 回復期	53 一般15：1	230床
2018年10月	×	30 包括	×	×	60 障害者10：1	×	60 包括	42 回復期	53 一般15：1	245床

（表2）病棟別看護師配置基準と病床数の推移

経営上の重点項目は、在院患者数の増加（常時最低でも八五％以上の病床稼働率）、各種病棟（一般病棟、地域包括ケア病棟、障害者病棟、回復期リハ病棟）の看護師数に合わせた効率的な運用法、救急受け入れの増加、紹介患者数の増加などであることは分かっていた。

表2は病棟の種類と、それぞれの病棟における患者一人に対する看護師数を示している。ベッド数も当初は三百床ということで事業承継したが、実際は看護師数が足らず早期に届け出を修正して再届け出を行った。看護師数が足りなくなれば病床数を減少させるか入院基本料の施設基準を変更しなければならない。

病院を受け継いだ時の三百床のベッド数は、ICU六床を含む計三百床で、その内訳は百六十六床（10対1）が一般急性期病棟として使用され、回復期リハ病棟が四十二床、障害者病棟は八十六床（13対1）が旧法人からの引き継ぎ病棟の実態である。その後、半年で実態のないICUについては廃止し、二百九十四床で翌年の一月まで継続したが、一般病棟の施設基準は15対1に修正し、障害者病棟は13対1のまま継続とした。

二〇一五年二月からは、看護師数の問題もありベッド数を約一割減少し、二〇一四年の診療報酬改定から新設となった地域包括ケア病棟を創設して三十床を充て、障害者病棟と回復期リハビリテーション病棟はそのままの八十六床、四十二床にして、一般急性期病棟を百八床に縮小した。

病院は、看護師の中途採用・退職が引っ切りなしにあるところで、これは全国各地で日常茶飯事のごとく生じることなので、この大きな移動をある程度組織内で想定内に抑えることができるなら、医療機関において人事での苦労は医者を除いてはそれほど難渋しない。

使用ベッド二百四十床の期間が一年七か月も続いたが、その後もいったん二百三十床まで十床のさらなる縮減を余儀なくされ、二百三十床を約八か月間継続した後に、病棟の編成替えを含めて新たな編成をした。地域包括ケア病棟を七十五床に増床し、障害者病棟は八十六床から六十床に削減し、一般急性期病棟は五十三床に減らした。

回復期リハ病棟は同じベッド数のまま経過することにした。理由は、一般急性期病棟の在院日数の短縮がなかなか実現しないということと、最も大きな変化は整形外科の病棟を地域包括ケア病棟に変えたが、これは入院基本料が一般病棟より高い包括ケア病棟において、手術代は一般急性期と変わらない点数を請求できるということがあり、特に手術後、感染症以外の合併症の少ない整形外科には優位と思われ、さらにリハビリの有用な回復期や地域包括ケア病棟への転棟も可能とのことで、より高い診療報酬点数が取得可能と判断したからである。

二〇一八年十月、秋田の最後の半年となり、最終的に地域包括ケア病棟は九十床、障害者病棟は六十床、回復期リハ病棟は四十二床、一般急性期病棟は五十三床の使用可能ベッドで計二百四十五床となった。

入院基本料は、たとえ看護師数が少なくても回復期リハ病棟や地域包括ケア病棟の方が一般病棟より診療報酬点数が高く設定されているので、一般病棟の三十床を地域包括ケア病棟にすることにした。その後、一般病棟の五十五床を地域包括ケア病棟四十五床に変えて、効率の良い病棟運営を行うように計画した。

仮に、正当な10：1看護基準で恒久的に行える施設であったら、当院はＤＰＣ（包括評価）制度に移行することができる。一流病院へのステップとしてもＤＰＣ病院への参入は当然の目標になるだろう。

ＤＰＣは、従来の診療行為ごとの点数を基に計算する「出来高払い方式」とは異なり、入院期間中に治療した疾病の中で最も医療資源を投入した一疾患のみに、厚生労働省が定めた一日当たりの定額の点数と、出来高評価部分（手術、胃カメラ、リハビリなど）を組み合わせて計算する方式である。一日当たりの定額の点数は「診断群分類」と呼ばれる区分ごとに、入院期間に応じて定められている。

しかし、看護基準が7：1と10：1の一般急性期病院しかＤＰＣ医療機関としては認められていない。

看護師数が満たされていれば7対1の一番高い急性期一般病床数（ＩＣＵを含む）

を取得できているわけだが、ＤＰＣ病院への移行もできないほど看護師数が足りないとなれば、経営者はさまざまな工夫をしなければならない。それこそが経営の極意でもある。

過去の坂本総合病院では、この急性期病棟以外に回復期リハビリテーション病棟、障害者病棟を合わせて計三百床をフル回転で使いこなしていたことになっていた。主に施設基準の届出を行った要件（人員、施設、設備、掲示など）、カルテの記載状況などについて監査が行われる「適時調査」は、原則、三年に一回実施され、保険診療をしている医療機関としては避けては通れない調査である。毎年行われる医療監視と混同されることが多いが、医療監視は正しくは医療法第二十五条第一項に基づく「立ち入り検査（保健所など）」であり、医療法に基づいた安全管理体制や感染対策、個人情報保護法、放射線機器の取り扱いといった医療機関の整備・管理体制の維持を目的に点検が行われる。

それに対して適時調査は、診療報酬支払に関わる種々の施設基準の届出に対して、要件に則って適切に実施されているか否かをチェックする調査だ。入院基本料などの基本診療料から医学管理・検査・処置・手術などの特掲診療料まで、すべての施設基準において届け出要項と異なっていないかどうか、その運用と適切な人員配置、従事者の確認が行われる。

近年、電子カルテ内での診療の手順や様式の確認といった調査の流れの中で、間違いがあれば指摘されるようになっている。間違いが確認されれば、受け取った診療報酬の返納が実施されることになる。毎年の医療監視は、前もって保健所の訪問日が伝えられるが、適時調査が実施される場合は実施一か月前に書面で通知され、病棟における看護師の勤務表や特定入院料の治療室の患者数に関する書類といったような入院基本料の配置人数や従事者に関するもの、さらに職員数や患者数、平均在院日数、差額ベッドの提供状況など施設機能に関する書類が含まれる。通知された医療機関は受け入れ態勢を整えるとともに、事前提出資料とは別に当日に適時調査で提示しなければならない膨大な資料の準備を指示されて、それも前日になってその指示内容がFAXで送られてくる。まるで嫌がらせのようにぎりぎりになって指示してくるZ厚生局の意図は、日頃から現場になければならない資料であり、急に提出を要求されても提出可能であるはずだという理屈なのだ。

しかし、医療機関側からすると、その対応を誤ると多額の診療報酬返還を求められるかもしれず、経営に関わる重大な事態にもなり兼ねない、心理的にもかなりプレッシャーのかかる調査なのである。

医療機関はこれらの異なる監査を三～五年に一回の割合で定期的に受けなければならないことになっている。

一般病棟の必要要件として患者の「重症度、医療・看護必要度」などの施設基準が年々厳しくなり、そのことで急性期病棟・慢性期病棟・回復期リハ病棟・地域包括ケア病棟などの機能分化区分けが国内の医療機関で進んでいる。

看護必要度においては三つの人項目からなり、二十四の評価項目について患者の重症度と看護必要量が測定されている。

今の医療では、入院病棟の機能分化が激しく、より細かく、厳正なる規律が要求され、重症患者の割合を高くできる能力が急性期病院の維持・発展のために問われている。

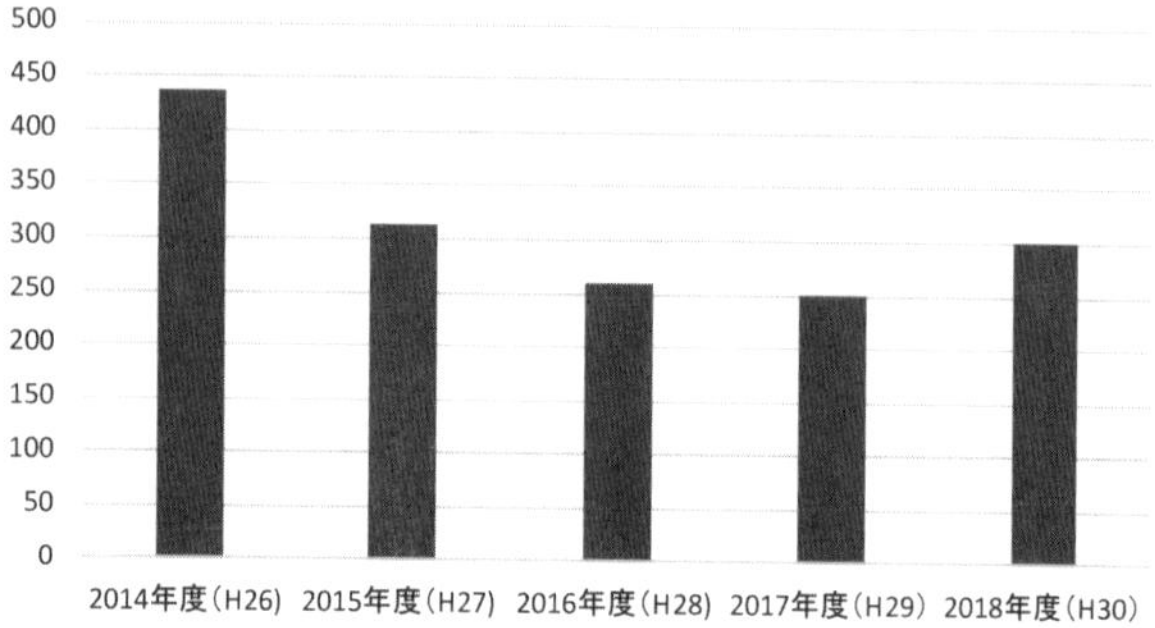

（図1）救急受け入れ数の推移（人）

	4月	5月	6月	7月	8月	9月	10月	11月	12月	1月	2月	3月	合計
2014年度（H26）	24	42	31	54	24	37	32	43	46	50	21	34	438
2015年度（H27）	23	29	26	26	31	25	22	16	25	37	31	22	313
2016年度（H28）	27	26	23	22	16	23	28	13	25	25	17	15	260
2017年度（H29）	20	18	23	24	23	18	13	20	29	19	27	17	251
2018年度（H30）	15	20	20	24	30	27	33	32	23	29	27	21	301

（表3）月別救急の受け入れ数（人）

五　患者数が収益につながる仕組み

就任初年度は、一年間四百三十八名の救急患者を受け入れている。月平均で三十六・五人、一日一・二一人。明らかに少ない！（図1・表3）

二次救急病院を標榜している以上は一日三人前後の対応能

力が問われる。月平均では約九十人、年間千八十人だ。これくらいの数を毎年上回っていくような月日を重ねることを思い描いていただけに、現実の数字は屈辱的であった。しかも自分たちのほうから明らさまに断るケースが多いと知って、これでは安定した医療経営など計画が立たないのは明らかだと悟った。

救急対応の七〇％は二次救急の範囲という認識が医療者の間では常識化しており、消防署も病院の能力・実力を十分認識した上での救急要請である。当院就任当時に最初に挨拶回りで消防署に行って情報を聞いた時には、「なんと少ないのだろう！」と斎藤事務長と顔を見合わせて首を傾げたことを思い出す。少なくとも年間五百～一千人くらいはと意気込んでいただけに、この結果は秋田にとっては悲惨としか言えない結果であった。一年後からは救急を増やすためのさまざまな手段を講じてきたが、救急対応は目に見えて減少の一途ということになる（初年度から五年目までに三一％の減少）。誠に残念なことだが、当院の救急体制は常勤医師ではなく、大学の医局からか市中病院の非常勤の若い医師の派遣で対応しており、当院の理念に沿って働いているわけではないので、経営姿勢の落としどころが難しいとしか言いようがない。インセンティブも行使したが、「笛吹けど踊らず」であった。これが秋田には屈辱の歴史

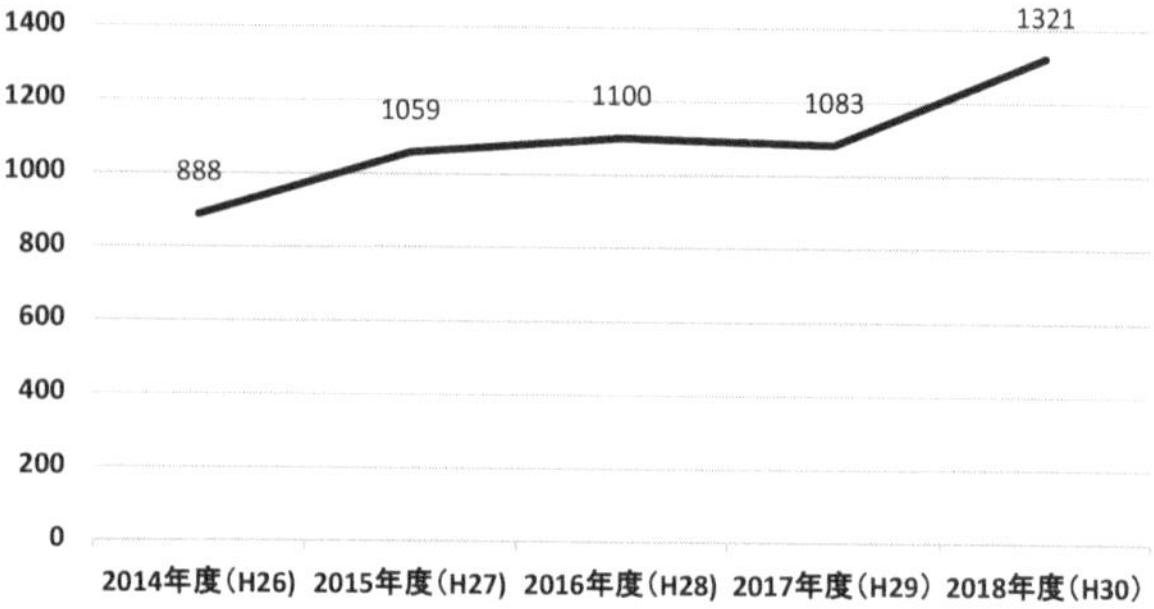

（図2）紹介外来患者数の推移（人）

	4月	5月	6月	7月	8月	9月	10月	11月	12月	1月	2月	3月	合計
2014年度（H26）	59	69	89	76	74	77	61	83	61	73	82	84	888
2015年度（H27）	76	73	101	78	95	84	103	82	97	71	107	92	1059
2016年度（H28）	79	87	98	107	103	71	87	82	95	82	93	116	1100
2017年度（H29）	95	94	76	90	88	74	86	94	101	90	89	106	1083
2018年度（H30）	109	104	113	121	104	94	122	117	108	103	101	125	1321

（表4）月別紹介外来患者数（人）

であり、悔いが残ることであった。現実の挨拶回りをして行くなかで、紹介患者は年々確実に増えていった。救急と同様に紹介患者数の増加も病院経営には不可欠であるし、医療機関としての信頼感がその数字に表れている。

　一つの傾向として、外来の紹介は今まで

以上に検査を中心に患者数が増えて来ている。「地域連携室」の日常的な努力と新たな放射線科医師によって二百四十症例ほどが一年間で増え、二二%の増加を示したことになる（図2）。

紹介患者の増加は、近隣医療機関との信頼関係に基づくものである。一長一短に増えるような単純なものではない。だからこそ日頃から嘘や言い訳のない信頼に足る関係を、辛抱強く築き上げることこそ経営の要諦でもある。

紹介外来が増えるということは、検査を順調に予定通りに進めることができ、その結果を紹介元にスムーズに戻す操作（検査結果の情報）まで、間断なく実施・対応されていることの裏返しでもある。外来・入院ともに紹介患者は明らかに増えている。

特に、紹介入院については五年間で五〇%近くに増えている。地域で病院を運営するには地域での近隣医師との弛まぬ交流が大前提となることを示している（図3・表5）。紹介入院患者数を見ると、二〇一四年から二〇一五年は九十一名の増加、翌年さらに三十名の増加、さらに百一名の増加、そして六十名増加。年平均で七十名ずつ増えてきている。今後はより一層、紹介が増えることが予想されていた。

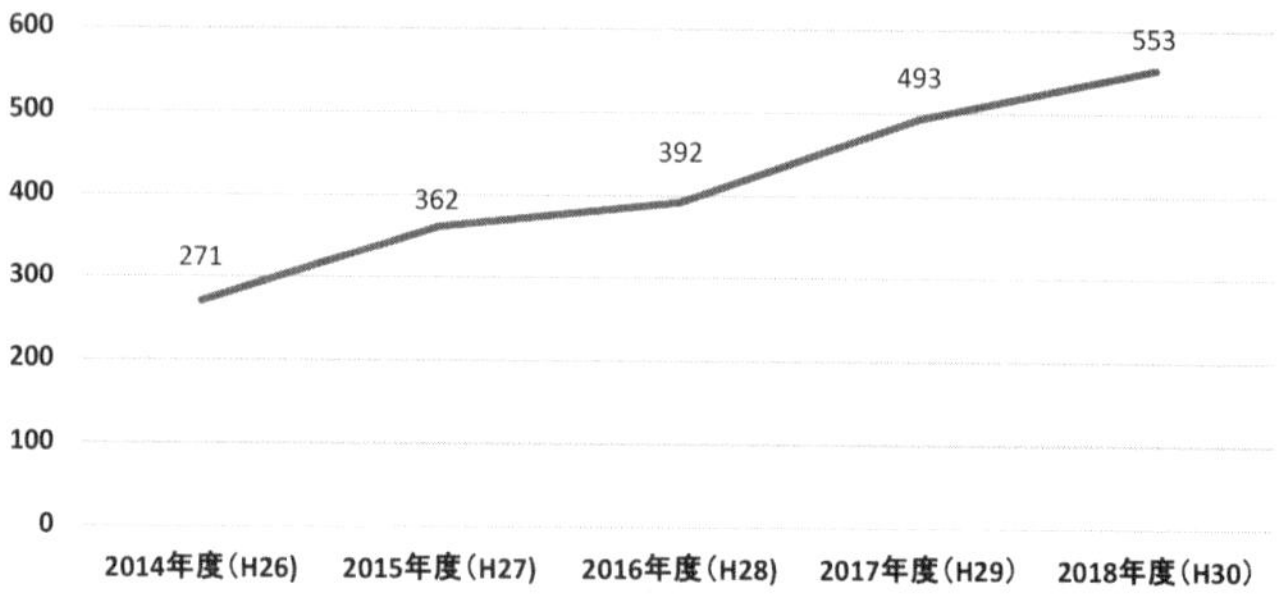

（図3）紹介入院患者数の推移（人）

	4月	5月	6月	7月	8月	9月	10月	11月	12月	1月	2月	3月	合計
2014年度（H26）	23	13	16	21	21	20	22	29	25	17	31	33	271
2015年度（H27）	29	22	35	24	33	26	26	29	39	38	32	29	362
2016年度（H28）	31	30	36	38	23	32	26	36	39	37	36	28	392
2017年度（H29）	37	46	41	26	47	37	43	45	37	40	40	54	493
2018年度（H30）	40	39	39	47	48	47	52	48	51	45	52	45	553

（表5）月別紹介入院患者数（人）

その背景は、新たな医師の入局（内科医師三名、整形外科医師一名）の一方で、非協力的な医師らが自然に退職となってきたからだ。二〇一八年度以降のことは秋田には伝聞でしか知りようがなかったが、それでも内部の情報を知らせてくれる人は少なくなかった。

今後の厚生行政で

は、城西医療センター規模の医療機関の外来は、クリニックとの連携のための地域包括医療システムの一端であると理解すると、検査と入院を中心とした診療内容にシフトしていくのが、存在意義をより明確にする方向である。そう設定したことによって、城西医療センターでは外来数の減少は、診療報酬から考えると想定済みとなる。入院については、月七千人の延べ入院患者数を超えることが重要であり、その目標に沿って指標や方向性が構築されることが重要になる。

プラスのスパイラル、マイナスのスパイラル、などという言い方をすることがあるが、これはさまざまなものが連動しているから起こることを示している。病院の経営資源や改善案件などもその例外ではなく、在院日数の短縮は病院の質の向上と経営改善と連動している。つまり、在院日数が病院にとってプラスになれば、病院自体の質も高まり、経営改善に繋がり、優秀なスタッフも集まり、医療者意識も上がる。

二〇一四年十月、専任医師の不在が原因で、ＩＣＵの六床が減り二百九十四床に、二〇一五年二月には看護師数の問題で二百六十六床へと当初の数から三十四床も減った。さらに、二〇一五年六月には二百四十床となり、当初の稼働ベッド数から二割減の状態が約二年半も続いた（表２参照）。

そのために、斎藤事務長は健全経営の境界線を二百十五床と設定して、この境界経営ラインを維持、改善するように、地域連携室にも、各部署にも、強く協力要請した。理事長である秋田は債務の返済を考慮して、もう少しベッド数と看護師数を増やしてでも経営的な余裕がほしいと考えていた。看護人員設置基準と入院基本料との関係から、当院での特徴を備えた四つの各病棟の特色を生かして、より効率性の高い運営を目指したかった。

二〇一八年十月、収益の拡大とスタッフのモチベーション向上をにらんで、看護師数が少し充当されたなかで久しぶりにベッド数を増やした。地域包括ケア病棟を拡張することでの発展の可能性を信じて、新院長が就任したタイミングで病棟編成を実施したのである。「機を見る」ことも大事な要因であるからだ。

今回、当院での細かいベッド数の動きが多かろうと少なかろうと、病床利用率がスタッフの人数に合うように厚労省は計算しており、前法人の事業計画書にあるように七〇％台の病床利用率では健全経営は不可能になるし（前述したように旧法人の計画案ではあくまでも三百床での計算を貫いている）、スタッフ数を無視してベッド数を増やすと、最終的には違法な道しか残されていない。

ベッド数の変遷を考慮した年度ごとの病床利用率を計算してみる。二〇一四年度は旧法人からの三百床計算が図らずも三か月間続いてしまい、正確な数字が出ないので、不明とする。単純な病床利用率は、二〇一五年度は七一・二%、二〇一六年度は八五%、二〇一七年度は八二%で、最後の二〇一八年は九〇・〇%であった。病床利用率と延べ患者数とは比例しないし、医療法や診療報酬制度に沿った対応をしないと違法となることだけは頭に入れて経営をしなければならない。

二〇一五年度以降は正確な数字が出ているが、それでも入院数は決して満足のいく値ではなかったことは明白である。あらゆる努力をしたが、残念ながら成果としては表れなかった。

しかし、そのことを率直に数字としてオープンにすることは、今後、厚労省が目指す機能分化・強化と連携の充実に役に立つと考えている。

六　外来者数・入院者数のコントロール

外来者数は、二〇一四年度の月平均が六四〇五人、二〇一五年度は六二一三人、二

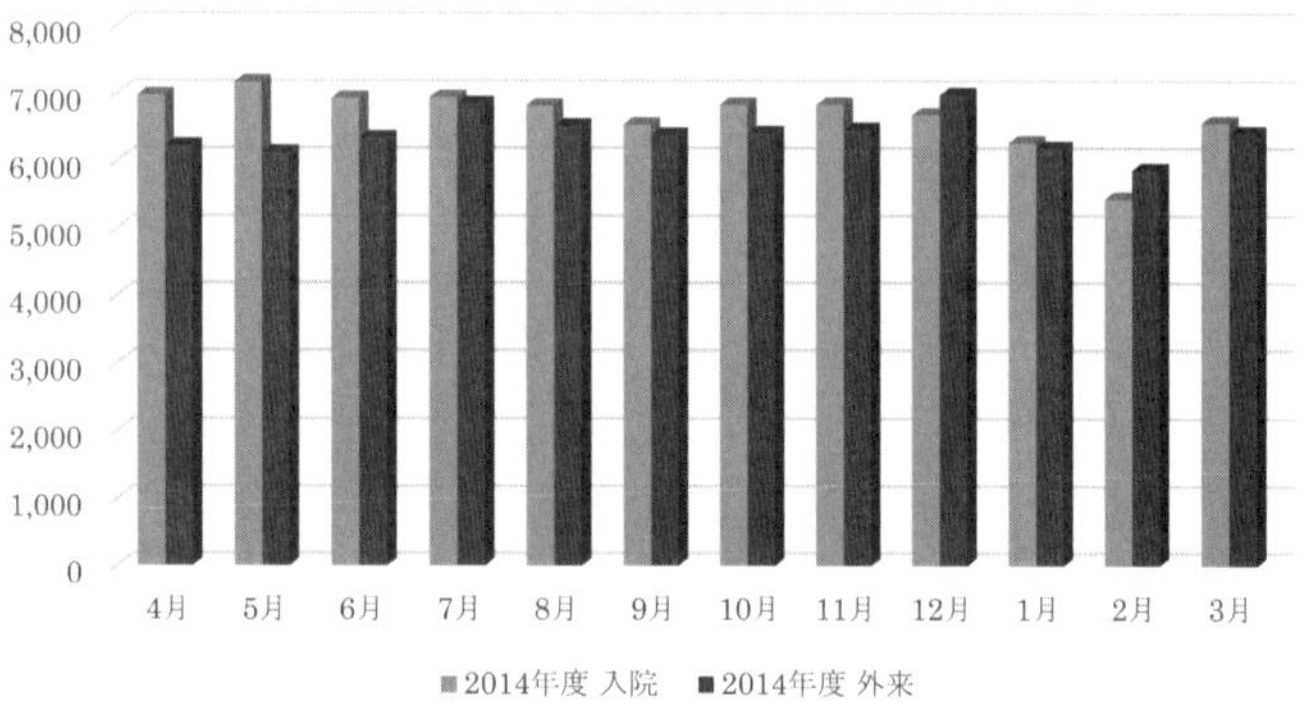

（図4）2014年度の入院・外来者数（延べ人数）

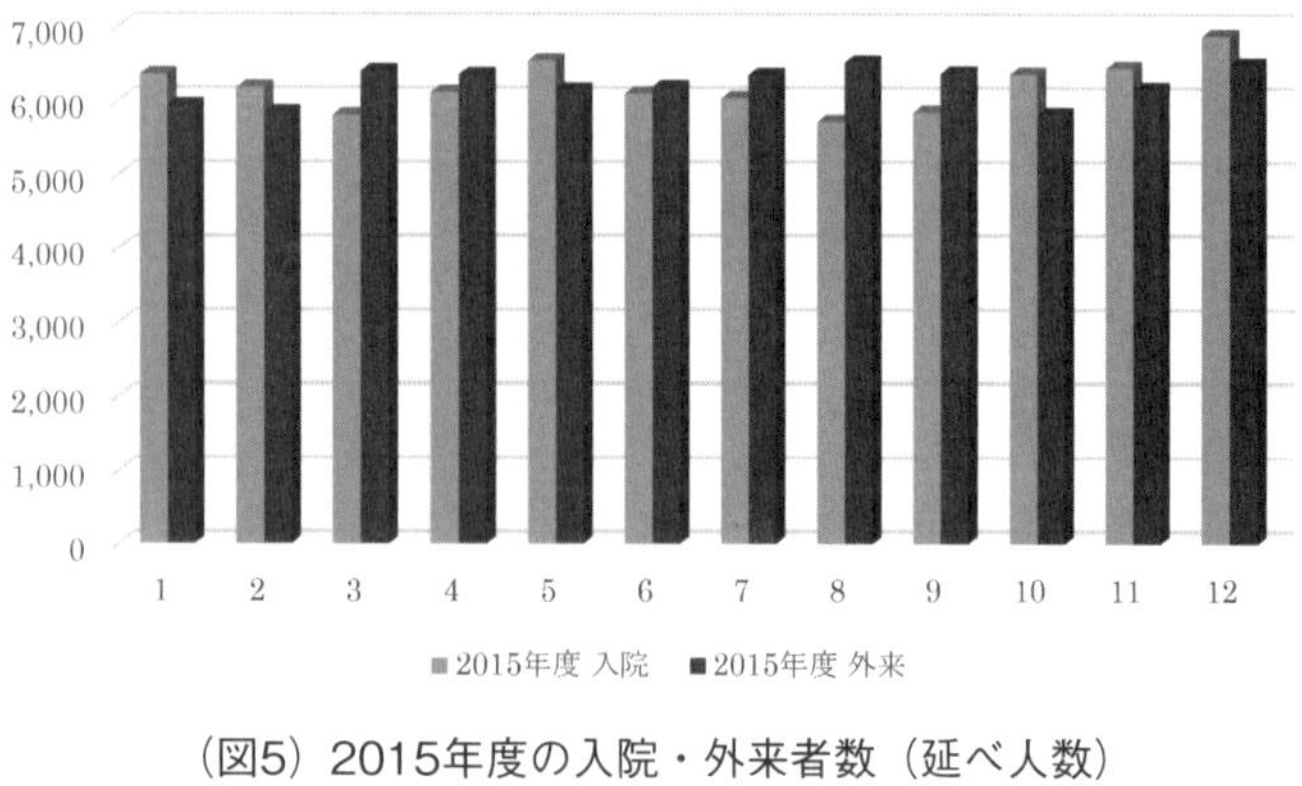

（図5）2015年度の入院・外来者数（延べ人数）

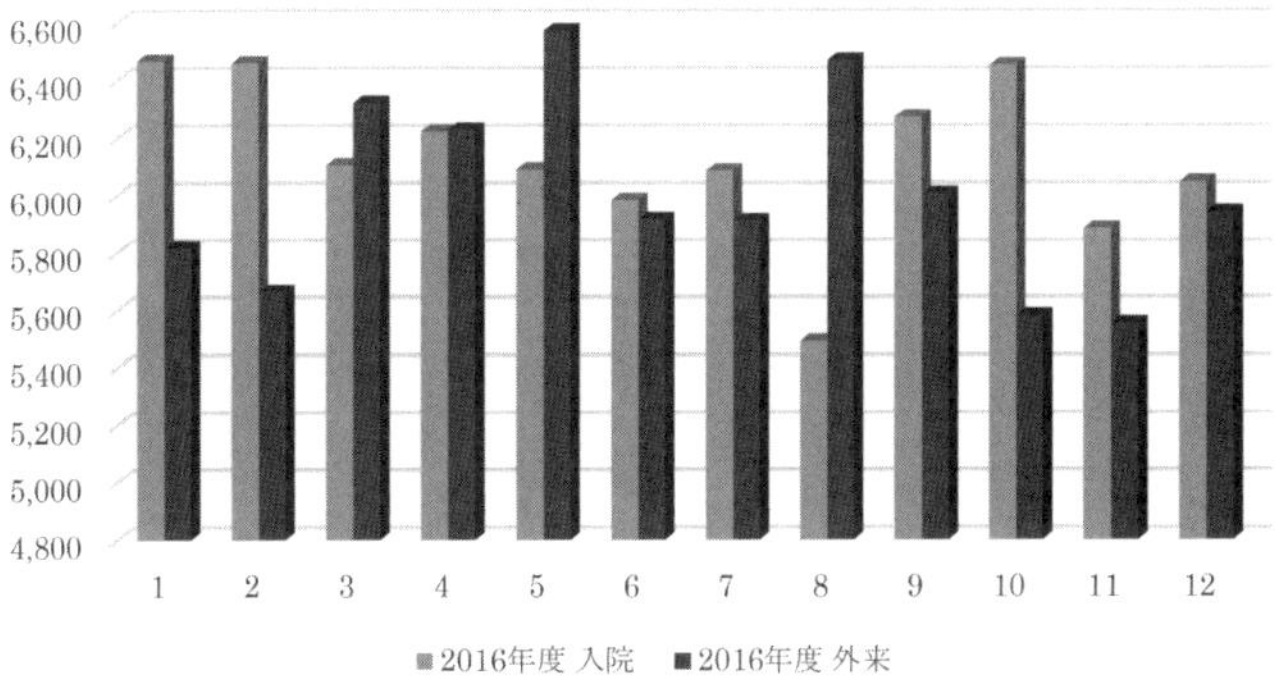

（図6）2016年度の入院・外来者数（延べ人数）

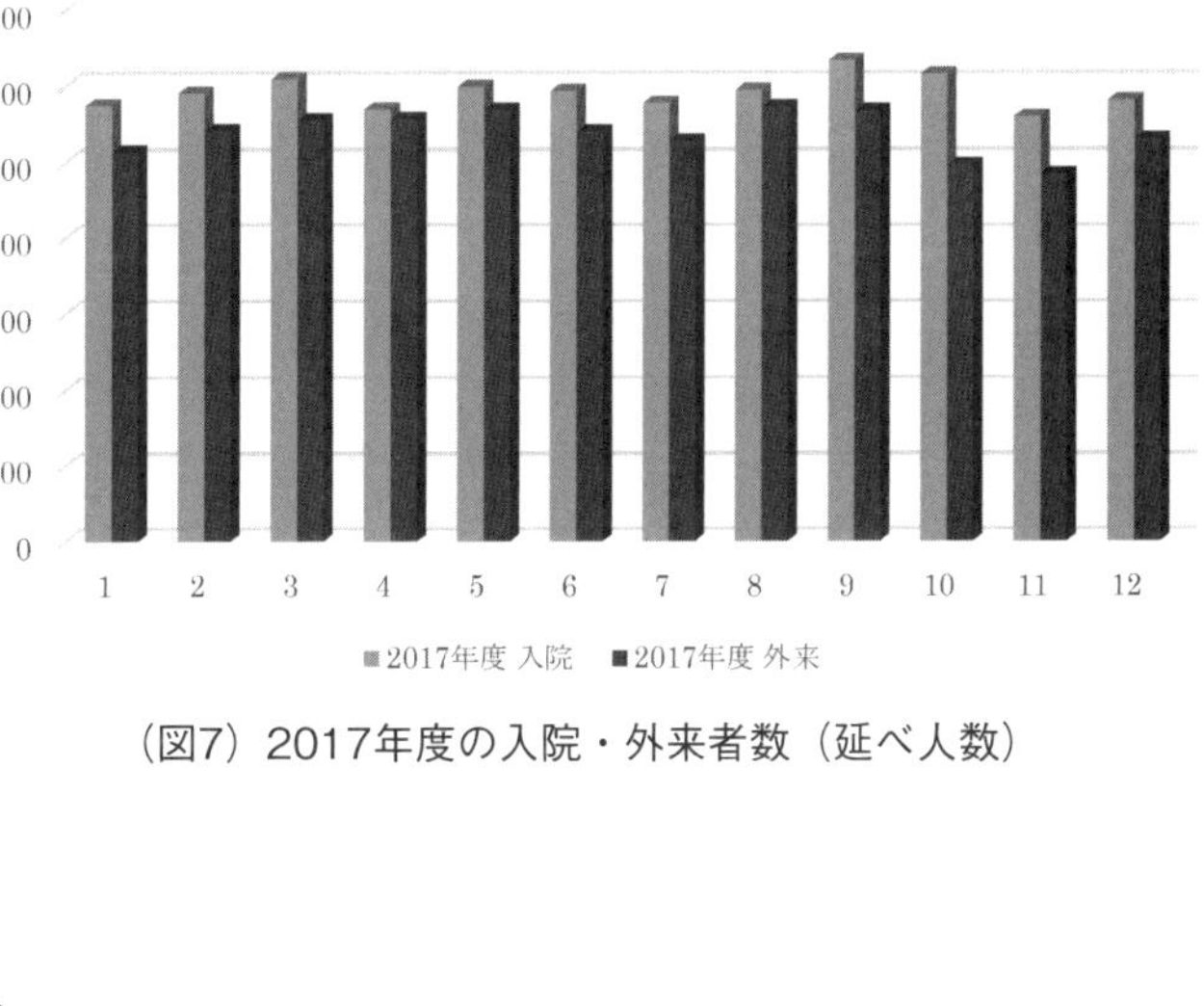

（図7）2017年度の入院・外来者数（延べ人数）

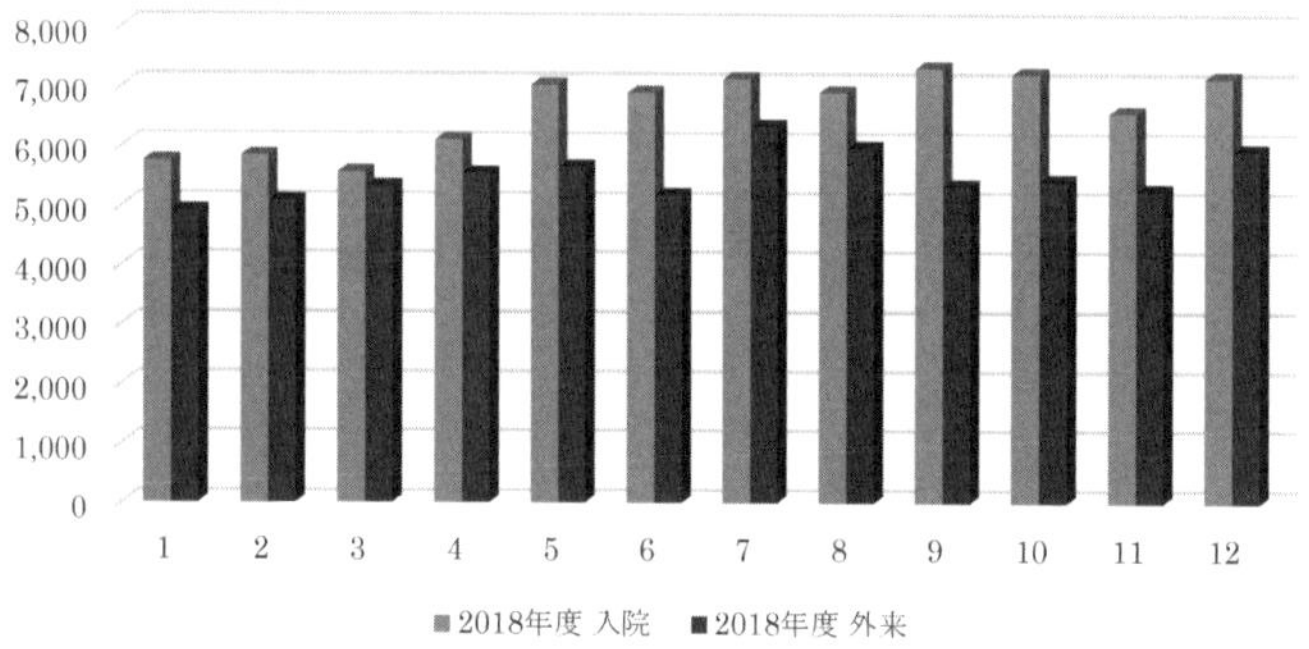

（図8）2018年度の入院・外来者数（延べ人数）

〇一六年度は五九九八人、二〇一七年度は五三七二人、二〇一八年度は五四九三人となり、一日当たりに換算すると、二〇一四年度が二一五人で、これを基準にすると二〇一五年度は八人減の二〇七人、二〇一六年度は十五人減の二〇〇人、二〇一七年度は三十六人減の一七九人、二〇一八年度は前年から四人増の一八三人／日と推移している。

外来に関しては「地域包括ケアシステム」という大きな枠の中で考えた場合に、病院は入院・検査が主体で、通院はクリニックでかかりつけ医が行う、という厚労省の推奨制度も定着して、五百床以上の大病院は外来機能を縮小するようになってきた。患者が大病院を受診するにはクリニックからの紹介がなければ初診料（一部負担割合＋定額負担）の中の定額負担分が増えることが数年前から履行されているので、初めから大病院で診療を受けることは敷居が高くなっている。今後は三百床クラスの当院のような病院にも同じような政策が実施される可能性もあり、将来を見据えて検査等の充実に力を注ぐべきと既に切り替えているところがほとんどだ。

一方では、地域包括ケアシステムの導入によって、当院の医療機関としての役目がより一層明快になってきたので、今後は近隣の先生方との付き合い方を大切にし、入院した患者の住む地域のクリニックに逆紹介し、クリニックからの紹介入院も病気が治れば紹介元のクリニックに返し、クリニックに通院するように指導して何か大きな病変が見つかるようであるなら、当該クリニックの紹介の下、再度当院への紹介をいただく、というこの大きな流れの中でお互いに補完し合うことで、病院とクリニックのスムーズな連携が地域の患者にとって最も喜ばれる。医療の機能が多様な医療環境を地域に提供しつつ、医療機関同士はより連携を密にしていくことにより、今後は患者にも医療機関の利用方法が大きく変わることを丁寧に知らせていく活動が重要になってくる。将来的に一定以上の病床数を持った病院の外来診療の点数は、当然ながら低く抑えられることも想定されるので、外来数の減少を悲観するのではなく、その現実に対応する能力を高めていくべきである。

医療界の近未来情報は、すべて厚労省ＯＢである島谷が顧問として当該病院の経営会議に当初から参加し助言を得ていることからもたらされるもので、その意味では計画が立てやすかったのは事実。不安もなかった。


外来と入院の延べ人数を月別にグラフにしてみると、毎月六千人前後で推移し、二〇一四年度も二〇一五年度も似たような感じだが、二〇一六年度になると外来が多い月と入院が多い月が、はっきりと数が分かれてきたように感じる。二〇一七年度と二〇一八年度は、明らかに入院優位になり、外来は入院の数に勝ることはなかった。

この結果から、厚労行政の指針とは言え、当院のようなある程度の規模の病院に関しては入院主体として、外来は地域のクリニックや療養施設に戻すことで、お互いの役目を果たすことが重要であることが明確に示唆されたばかりでなく、実績の数字として表れていたのである。そして診療報酬にもそのような傾向を意図する診療点数が設けられていることが容易に想像できる。

二〇一六・二〇一七年度はベッド数が二割減少したので、病床利用率は前期二年間よりは上がって八〇％台となっているが、数値的には入院数は減少傾向にあった。しかしながら、二〇一六年度の八月の外来数の増加は、熱中症の患者が増えたのが原因と思われるが、入院には繋がらなかった。

二〇一七年度は、外来より明らかに入院がすべての月でリードしているほど入院が多かったのである。入院の紹介患者も増えて、入院から紹介元のクリニックへ患者を戻すということが当たり前のように普通に行われてきたという気がするし、この図の傾向（すべての月で入院者数が外来者数より多い）は、理事長の秋田が病棟医師も兼務した時期と重なり、患者が増えて来ると同時に、近隣開業医の紹介医師に返書を送らなければならない事務手続きが増えた頃である印象を重ね合わせると、地道な情報提供書を開業医に患者共々返すことが、急性期病院の生命線になっていると考えられる。

二〇一八年度は、明らかに入院が外来に比して多い。九〇％の病床利用率が、入院者数六千床超という事実を裏付けている。外来が少なくなっても入院さえしっかり確保すればよいということを、ある程度の病床数を備えた病院の経営者は理解して医療

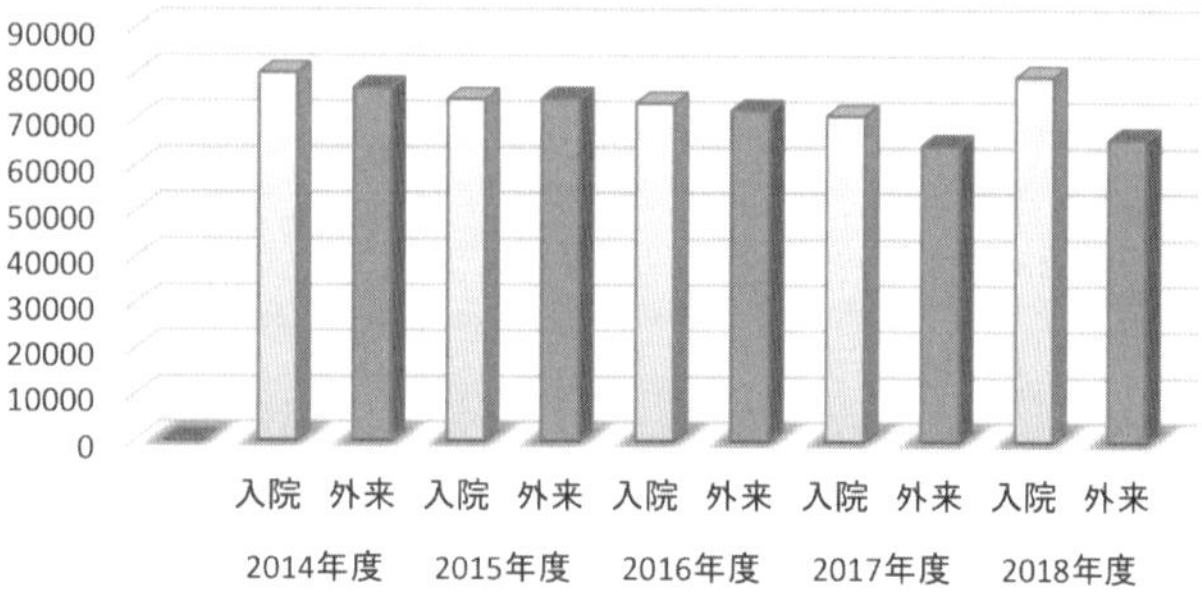

（図9）各年度の外来・入院数の推移（人）

経営をするべきと考える所以である。

図9は、年間の入院者数と外来者数を延べ人数にして外来・入院に分けて表したものである。入院に関しては、二〇一四年とV字回復した二〇一八年は数値的にはそれほど変わらないように見えるが、三百床の二〇一四年と二百四十五床の二〇一八年度とでは、地域包括ケア病棟の拡張と病床利用率の差により医業収益内容が変化してきている。旧法人から継続して約三百床のベッド数を七〇％程度で維持していることで、在院患者数は変わらないが、在院日数が長くなればなるほど入院の医学管理料が減っていき、入院の数が多ければよいという時代でないことが証明されていることになる。

長期の入院患者数の多少により収益に及ぼす影響

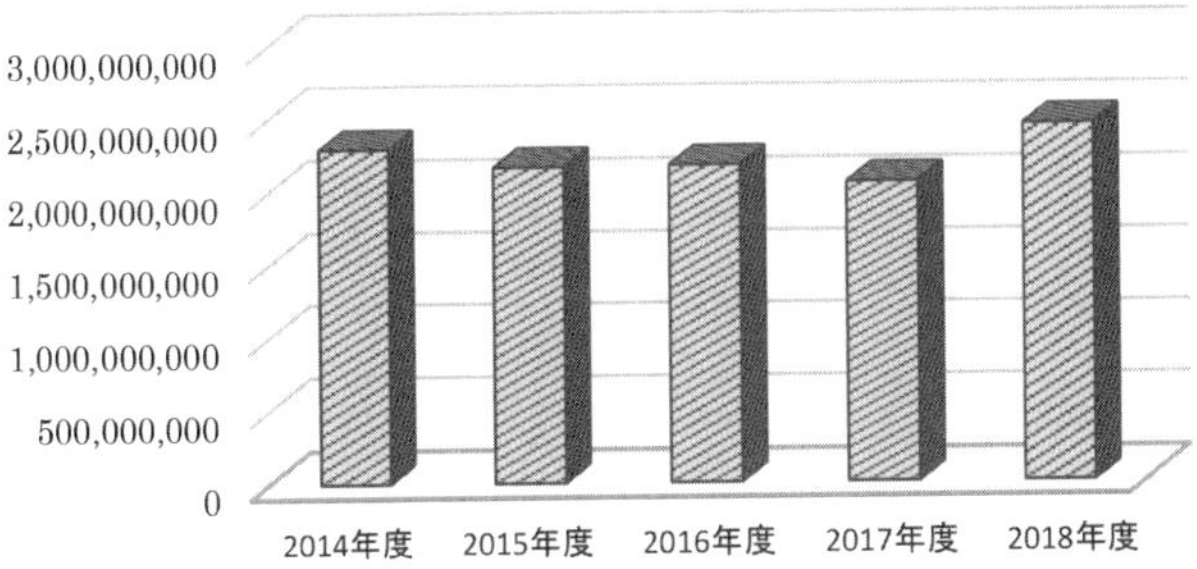

（図10）年度別入院収益の推移（円）

は限りなく大きいので、なるべく長期入院患者を削減していき、回転率を活発にする病床利用率にしないと、在院患者数が多いという理由では利益が上がらない仕組みになっており、却って利益の持ち出しをしているのと同じと言って過言ではないのである。

年度別の入院医療収入の推移の差をグラフにしてみたが（図10）、秋田理事長の最終年度である二〇一八年度（平成三十年度）から右肩上がりになっているのが分かる。

七　医業利益をＶ字回復できた理由

医業費用と医業収益を詳細に見てみると、ほぼ二〇一四年度から二〇一七年度までは医業費用が医業収益を上回り赤字となっている（図11）。二〇一六年度だ

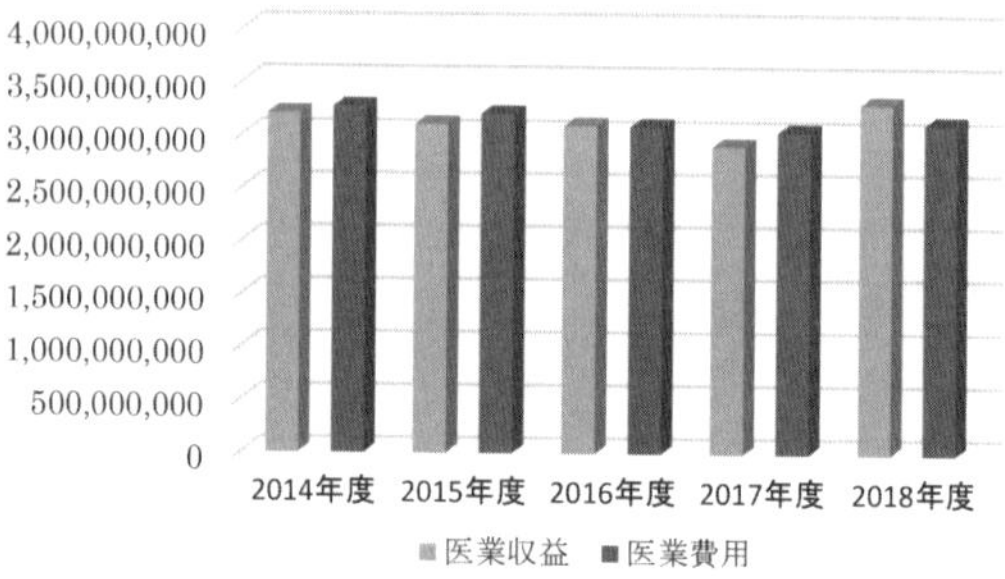

（図11）医業収益と医業費用の推移（円）

けが辛うじて、健診の収入が例年よりも大きくなって年間五百万円の黒字であった。が、当院の規模からすると微々たるものだ。

一般病院では、医薬品費は二〇%前後、給食等各種委託費が六%、設備関係ほか諸経費が一七%前後はかかるので、人件費の可能な割合は六〇%が上限と言われている。借入金があれば、その返済を考慮しなければならず、さらに低い人件費率が要求される。

当院では、医業利益は五年間で二回黒字を経験した。三年目の時は、先述したように健診収入の増加によって辛うじて五百万円の黒字であった。最終年度の五年目にして初めて一億八千五百万円の医業利益を上げ、経常利益を一億三千万円計上することができた（図12）。

図からも分かるV字回復は、一つの要因によってと

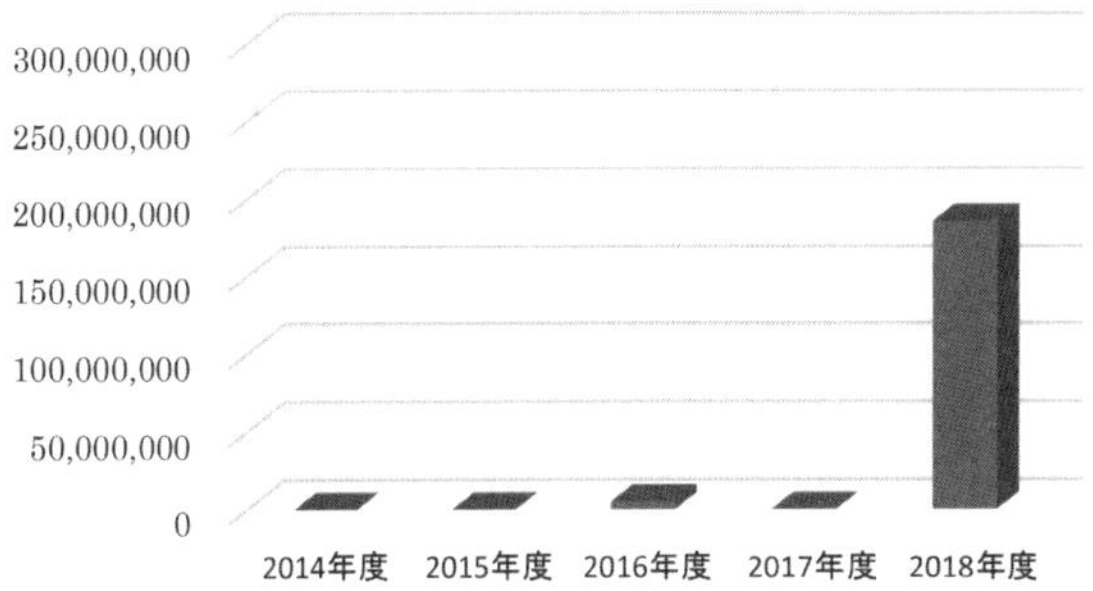

（図12）医業利益の推移（円）

か、特定の何かがきっかけとなって、という次元の話ではなく、間違いなく四年間かけて積み上げてきたすべてのものが融合して化学反応を起こした結果である。「地道な」と言うしかない総合的な経営改革が年を重ねるにつれて、少しずつ目に見えない効果を上げて行ったのだと推測している。

秋田としては、この数字が示すものは、日頃の自分たちの戦術を信じ、過去の失敗に学び、繰り返しスタッフに語りながら歩んできた道のりのことであり、〝失敗〟という文字は頭にはなかったし、どんなことでも次に繋がるポジティブな出来事だと信じ切っていた。決定的な自信があったわけではなく、自分たちのやってきたこと自体には間違いはない、という経験から実感する確信に近いものがあったからだ。「餅は餅屋」をチーム論として信じていたというのが本音かもしれない。

最終年の八月、経営会議の席で秋田は銀行から「なぜ、このV字回復を成し遂げられたのか？」と問われたが、その時も「今まで積み重ねてきたものが花開いたのだと思う」としか言いようがなかった。


今、コロナ禍における医療機関は軒並み利益が減少して、これまでにない意味での〝医療崩壊〟という言葉が盛んにマスコミでも聞かれた。都市部の医療機関と地方の医療機関とでは状況が異なるかもしれない。

このような時には、いったん悪い評判が立つとなかなか元通りにはいかない。振り返って秋田が思うのは、スタッフの心意気や、自分で物事を考える力をつける習慣とその教育、病院はチームで創っていくのだという気概、医者がいれば成り立つようなことは決してないという認識、など細かいことを毎日の積み重ねのなかで一人ひとりが自覚していくことしかない。それがやっと最後になって少し花開いたのだったが、その苦労を一気に崩壊させてしまう〝蟻の一穴〟があちこちに隠れている。そこにも気を付けなければならないのが経営なのだ。

実行したことがすぐに結果として表れるものもあるが、重要なことほど時間がかかる。種蒔きから発芽まで、そして開花まで、どれくらいの時間を見通すことができるかということも経営者の力量の一つと言える。

秋田は、五年間を振り返れば「成功したとは言えない」と自分に厳しい評価を下しているが、だからといって「失敗した」とは少しも思っていない。それが、結果が表れるまでのタイムラグを見越している経営者の自負でもある。

一年目、二年目、三年目の目に見えない地道な努力の結果が実際にかたちとなってきたのは二〇一八年の七月からで、そこからV字回復し、健全経営化となった。以後、遠くから見守っている秋田の耳には、コロナ禍でも過去のように医療機関としての信頼を損なうこともなく、地域に根差した医療機関として着実な歩みを続けている状況が入ってている。

八　人件費率を六割未満に

最大の経費である人件費について考えてみたい。

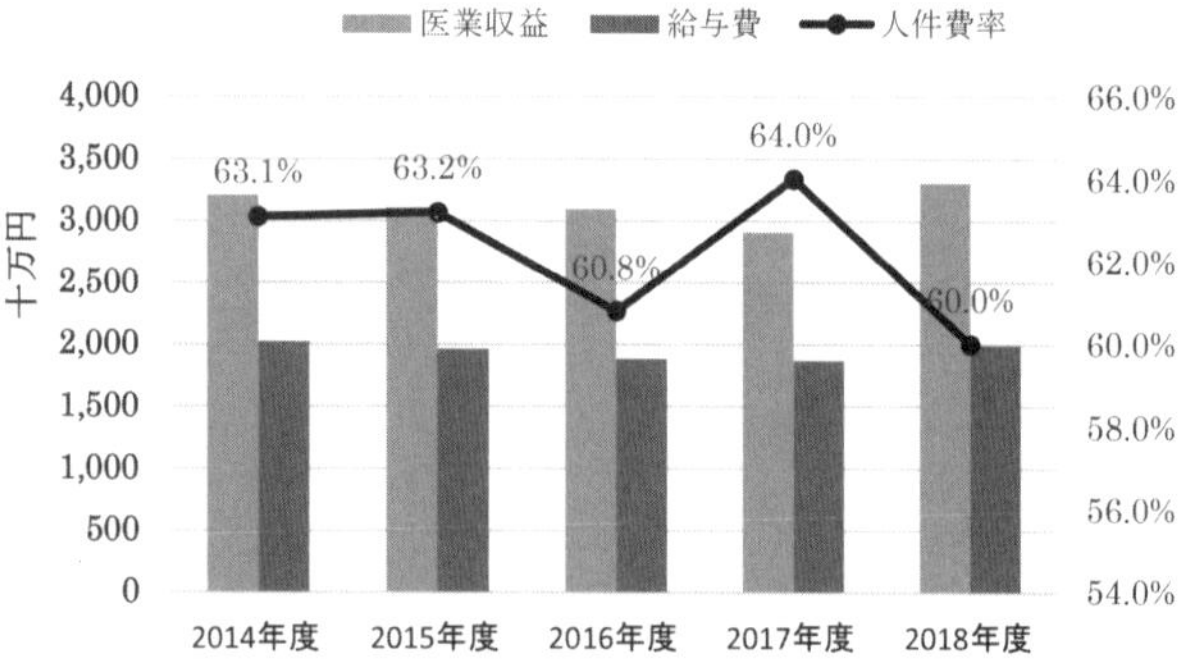

（図13）人件費率の推移

かつて、「人件費が五〇%を超えたら経営に負担がかかる」と言われていた時代が医療界にはあった。

近年、健全経営の医療機関の人件費率を見ると五五%前後のようだが、赤字経営の医療機関の多くは六〇%を超える人件費率を負担している。スタッフを救うなら患者数を増やさなければならないし、浪費と感じるなら人件費を減らす努力をしなくてはならない。

収入が多ければ人件費率が抑えられるが、収入が少ないなかでは当然人件費率は上がる。当院でも初年度は六三・一%で、二年目は六三・二%とほぼ変わらず、三年目では医師の辞任、医師の死亡などで費用は減少したものの収益が不十分だったせいで六〇・八%であった。四年目は収益がガタッと落ち、費用も減少したものの人件費率は六四・〇％と危険な領域まで上がっていた（図13）。

なぜこのようになるのか。原因は、患者数の伸びが思うようにいかなかったからだ。人件費の内訳は、医者が最も高く、医者が辞めればかなり費用としては助かるのだが、エンジンを小さくした車も同然である。良いエンジンを搭載することを躊躇ってはいけないが、さりとて患者の増加が見込めないと判断したのなら、素早く危険因子の排除を厭ってはいけない。経営は、このへんの匙加減が生死の境目になると思われる。

はっきり言えば、少ない医者で検査の数を高め、質の高い効率の良い医療をすれば、人件費率は減じていくが、さりとて急性期病棟で一人の医師が入院患者三十人以上を担当するようなことになると、事故を起こす危険性が高まり、決して褒められるべき医療環境ではない。

当院では、急性期の内科系の患者が運ばれてきたら、秋田だけではなく院長も内科部長も皆が揃って患者を率先して診るようになっていたので、四年目、五年目は外科系がほとんど休眠状態だった割には、内科の頑張りで収益が徐々に上がっていった。

年度別の入院収益と入院患者数と日当円			
年度別の入院収益		入院患者数	日当円
2014年度	2,296,842,994	80,062	28,688
2015年度	2,168,044,023	74,360	29,156
2016年度	2,177,254,475	73,564	29,596
2017年度	2,055,149,046	70,880	28,994
2018年度	2,445,495,858	79,409	30,796

（表6）年度別入院収益（円）と入院患者数（人）

そして、二〇一八年度からは内科の数字が外科をカバーするように上昇してきた。これがV字回復をもたらした。言葉にすれば簡単なことだが、そのために地道な積み重ねが必要だったことは重ね重ね記しておきたい。

秋田が辞任した翌年からは人件費率が五七・五％と、ほぼ健全な状態になっていった。これは、その後の新しい医師が給料に見合った働きをするようになったのが一番大きいのではないかと経営的視点からは考えられる。

九　病床利用率は病床回転率に基づく

入院患者数は、五年間に限定すれば事業継承した年である平成二十六（二〇一四）年度が一番多く、平成

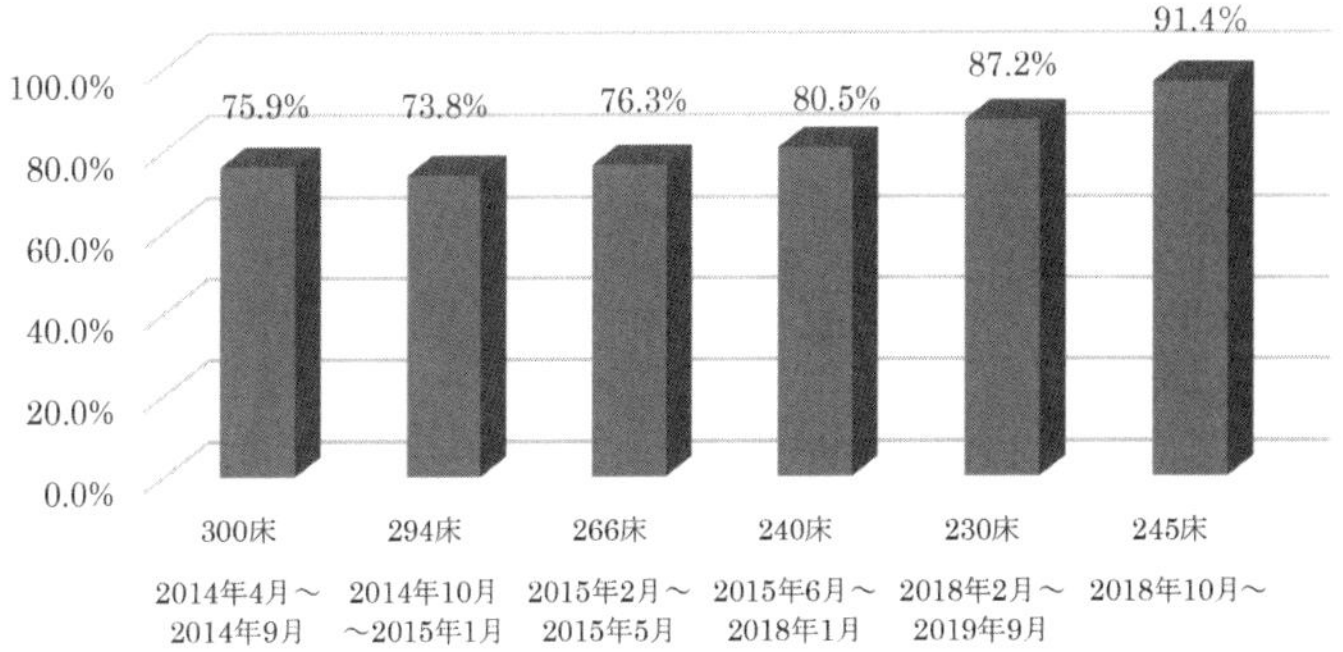

（図14）病床利用率

三十（二〇一八）年度がそれに続くが、収益に関してはV字回復した前年が患者数は最低になっている。数字だけでは分からないが、これは経営者にとっては不安以外の何物でもない（表6）。

この頃に常勤外科医と常勤整形外科医の死亡が続き、その影響が強く、一気に収益を下げた。日当円の低い理由も、外科の手術が不可能になったことと整形外科の手術も縮小してきたからだ。

平成三十（二〇一八）年度は内科医も若干増えて紹介患者も増加した。それに合わせて日当円が増えることにより入院患者数も増えた。当初諦めていた一般急性期病院は10：1でなければ経営に窮するという考え方は決して正しいわけではなく、15：1でも患者の回転が早ければ、医療機関として何とかやっていける状況を証拠として示したことになる。

　秋田が苦労していた病床利用率の改善は、図14にあるように徐々に右肩上がりとなっていったが、これは病床数を縮小し利用率を上げるという単純な操作だけではなく、一般病棟の長期患者の他院への転送の促進と病床回転率の上昇も同時に行った結果である。在院日数を短縮しても、十分に利用率が上がり、日当点も上乗せして初めて効果的な病床コントロールが可能になるのであり、単純に満床に近い数字を維持していればよいというものではない。

　一般病棟の検査内容の充実と理に適った医療の提供、看護師数を考慮した効率の良い病棟編成にしないと、却って無駄な努力にもなり兼ねない。それが五年間の貴重な教訓である。二〇一七年度、二〇一八年度の二年間のように病床利用率が八五％を超えていることで入院機能が保たれ、内容に準じて日当円も改善されたことが分かる。

　紹介・救急患者の対応促進と病床利用率を減ずることなく、ベッドの回転率を上げることで収益が加算され、好循環が生まれる。そういう組織に何とかこの五年で行きついた。

Ⅲ部　回想篇～医療を支えているもの

「私、秋田隆史の医療経営者人生は、横浜の南区にある古い百三十九床の病院の経営を、大学の同級生である医療経営者に委任されたのが始まりだった。病気に苦しむ患者を助ける医者としてだけではなく、経営に苦しむ医療機関も救わなければ、患者も危うくなるという現実を、そこで肌身を通して知らされた。

慢性的な赤字の老人病院だった。出資など外部からの力を借りられる状況ではなく、経営の改善以外に病院の存続は考えられないほど窮していた。

医療経営の知識もない素人ではあったが、若さと勢い、ある種の野心だけで始めてしまった再建事業だった。

それでも、五年後には経営改善に成功したと言える。未熟な医療経営知識は、母校の医療管理学教室に週一回通いながら補った。二年ごとの診療報酬改定を意識し、医療動向を臨機応変に先取りしながら、汗をかくことと勉強することを惜しまず、何とか継続していく間に徐々に好転していった。そうして十二年間、必死の努力で守り続けた。

しかしながら、金銭に対する無頓着さと無条件に人を信じ込む性格が災いして、まさかの事務方の背任行為にも気付かず、伝えられることを信じて受け入れ続けた結果、重大な法人の危機を迎えることとなった。ついには、民事再生法の救済を受ける術もないまま、法人の倒産を迎えた。

背任という人間不信。倒産という自身の無能力を突き付けられる現実。そこに加えて、債権者集会での常識を逸した破産管財人からの一言。事前に碌な面接もせず、前触れなく言い放たれたのは、『放漫経営』。

身に覚えのない、理解不能な四文字を耳にしたことすら夢のようで、しかし今確かに聞いたのだと理解した時に深く傷ついた。その時は考える余裕もなかったが、おそらく『絶望』という感覚だったのだろう。

人生最初の医療法人経営で『倒産』という苦い水を飲むこととなった。同業者からは、能力のない医療経営管理者としての汚名を着せられ、しかも公的には『放漫経営』を行った医療者となってしまったのだ。私の努力は無に帰して、悔しい想いで一線の舞台から去るしかなかった。

私自身は、組織の最高責任者であったのだから全責任を背負いこむ立場だとは認識していたし、原因が何であろうと言い訳をするつもりもなかった。人として、管理者として、厳しい社会的制裁を甘んじて受けた。原因と管理責任とは別のものだからだ。確認を怠って背任行為を見逃した過ちは決して許されるものではない。その意味では、恨みを持つ必要もなく、己の無知と甘さに失望するだけだった。むしろ自ら何もかも放り去り、暫くは日の目を拝むことも許されないように思っていた。

そんな私のもとに、倒産の八か月後、大学の先輩から声がかかった。『シンガポールへ行かないか?』。日本を離れられるんだ! 救いの声のように聞こえた。

観光以外での海外生活は、二十代の頃のカナダ・バンクーバーでの約半年の語学留学以来だったが、日本と同じように医師として力を発揮できることが素直に嬉しかった。人生の大きなターニングポイントになる予感すら覚えた。

本来なら、五年の期間でシンガポール生活を計画していたが、老いた母親の病と父親の残したクリニックに纏わる遺産相続などで、一年半という中途半端な時間での帰国を余儀なくされた。まだ精神的な傷も完全に癒えてはいなかったが、目の前に立ち塞がるさまざまな問題に目を背けるわけにもいかず、むしろ自分をそういうことに追い込むことで嫌な過去を忘れようとした。

ただ、私の人生のモットーである『夢』『波乱万丈の人生』は結果として経験できた。そう思うように努めて帰国の途に就いた。

帰国して暫くは、母のことと相続の問題に時間を取られるため、拘束の少ない時間給の健診の仕事に就いて、医療機関に勤めることはしなかった。

当時の目の前の問題は、銀行が行った〝貸し剥がし〟に対して母と二人で銀行担当者との交渉に通うことだった。最終的には銀行との交渉は決裂し、母は頑なに守ってきた父のクリニックを泣く泣く畳むことにした。約四十年続いたクリニックは幕を閉じた。

それでも私は健診のアルバイトを続けていた。

そこへ、興味深い仕事の話が舞い込んできた。保険関係の知人の紹介だったのだが、簡単に言うと病院再生会社への就職だった。しかも、なぜか患者を診るわけでもないのに給料も病院勤務の医師と変わらないほど高かった。

会社名は東京メディカルパートナーズ（ＴＭＰ）。医療機関専門の再生会社として設立されたばかりのファンド会社だった。そこの執行役員として参画することになった。今となっては目的の定まらない会社だったのではないかと思えるし、会社在任中の早い時期から、設立の目的と理念を疑い始めて、時が経てば経つほど怪しさが増していった。自分の生き方とは合わないことに耐え切れず、ついには退任を決めた。今も現存しているかどうか定かではないが、その出先機関で斎藤事務長と初めて出会ったのだった。

私にとっては人生最後の大仕事と言ってよい今回の城西医療センター（旧坂本総合病院）再生の話は、最初から波乱に満ちていた。さまざまな障壁を乗り越えなければ成就できない、先行き不透明な旅立ちではあったが、横浜での挫折、シンガポールでの生活と診療、そうした医師としては特殊な人生が役に立つかもしれないと考えて引き受けたのだった。

その直前まで、茨城県の病院の再建を行っていて、急遽決定した案件だった。私の頭の中には保険医療機関指定の取り消しを受ける病院自体もそうだが、その再建に自分が携わるなど想像外の出来事で、成果を出せるのか不安もあったが、一方では、〝有事〟の面白さを知って、良い意味でも悪い意味でもサプライズを期待してしまう自分が、能力以上の力が出せたときの充足感を求めてもいた。過去を挽回する絶好のチャンス！　そう自分に期待していた。

K市での五年間は、医師が集まらないという絶対的なマイナス要因を抱えての経営再建であったため、私一人が頑張れば何とかなるというような生易しい話ではなく、再建を成功させるためには医師の招請を行いつつ、旧法人の積み重ねてきた不正行為を浄化し、未来に生き残る基礎を築くという、何層もの課題を同時に果たす取り組みだった。しかも、徒手空拳で〝アウェー〟に乗り込むような状況とあっては、目に見えない壁や敵があちこちに配置されているようなものだった。

その一つが、旧態依然とした価値観の院内の医師たちだった。協調性もなければ経営側のスタンスも理解できない。ただ自分の仕事の世界に没入しているだけ。そんな相手に対してこちらがいくらハードルを下げても報われることはなく、正直、難渋した。

その根本的な理由は、医師の絶対数がこの地域には不足しているからだ。だから、どんな医師でも安泰で、自分のわがままを病院が聞いてくれるようになったのだ。しかし、それは健全な医療体制とはならず、救急外来の患者までも拒否するという医師としてあるまじき行為が許される環境を生み出してしまった。つまり、医師不足は住民の命がないがしろにされることなのである、という現実は地方には如実に表れていた。

そのことは、保険医療機関指定の取り消しから病院を再建するという話を超えて、医療機関そのものの存続方法として、常に地域や近隣医療機関や公的機関などと連携して経営を行う意識が不可欠であることを教えている。いや、地方の小さなクリニックであっても、日本の医療行政まで視野に入れておかなければならないということなのだ。

本文でも述べてきたが、組織内の確認もままならない状態で突然の事業承継だった。実際に踏み込んでみれば一部の医師は傍若無人に振舞い、医事課は未熟で、存在感のない部署や幹部も多く、医療機関としての体を成していないことが分かった。何から手を付けることが正しいのかさえ走りながら考えるしかなく、ずっと必死で高低差のあるハードルを跳び越えてきた感がある。協力という言葉を知らない医師や、指示・命令は仕事とは無関係と勘違いしている医局が、今となっては一番の辛さとして堪えた。

それでも、リハ・スタッフや看護師など大量のスタッフを抱える部署が比較的良識あるチームだったことが、組織が壊れないで継続維持できた大きな要因だったのではないだろうか。

何事もそうだが、実際にやってみなければ最善策は見いだせない、それ以外は机上論でしかない、ということをこの場でも学ぶことになった。

当初、理事長である私は組織再建策として救急に固執した。が、救急を無理なく行う体制のためには、救急医の確保を当直医の満足も考慮しながら根回しレベルから時間を掛けて進めなければならなかった。一気呵成に指示や命令で叶う領域ではなかった。固執せず、もっと早めに気付けば多少は変わっていたかもしれない……とも思うが、それも単なる夢想なのかもしれない。

地方都市という医師の少ない場所では、何事も関係性の中でうまく収まっていくことがある。

例えば、紹介患者の動向について、地域連携室設置当初から積極的に近隣医療・福祉施設と情報提供を重ねていたので、その関係が崩れなければ何とか患者の提供においては不都合を感じなかったし、それどころか、信頼を得た後には右肩上がりに状況は好転していった。

救急患者の対応と紹介患者の対応は、一見違うようにも見えるが、基本的には同じであり、紹介患者のほうが医療的にはプロの目からの紹介なので、入院精査の入り口として間口が広くて奥が深い感じがする。

救急は、家族などへの配慮から、どのような疾患であるのかを素早く判断できて伝達するほうがよいようにも思えるが、実際には、安心させるための軽くて気安い人間的な応対がより大切なのかもしれない。老婆心ながら、救急現場への提言として聞いてもらえれば幸いだ。

もちろん、病院は医師の質がそのまま反映するため、経営者は、事故を起こさず、院内のコミュニケーションもうまく立ち回れる技術を、日頃の医療行為の中で医師およびコメディカルにも満遍なく教育していくことが必要だと痛感する。

その意味で、医療者には守るべきものが二つある。一つは患者さんの命。そして、もう一つは患者さんを救う場である病院を守るということ。だから、医師もコメディカルも同じ目線で、同じ方向で事に当たれる組織をつくらなければならない。何か異変が生じた時に身を救ってくれるのは、そうした一枚岩となった組織であるからだ。

院外も院内も、最も大切な日常の行為は、関係者や各部署との緻密なコミュニケーションであり、情報の提供を怠らないこと。実にシンプルな当たり前のことを医療機関は大事にしなければならないと、この五年間で思い至った。

初めて医師会長のもとに挨拶に行った時、「いい加減な気持ちで医療に携わって欲しくない！」と、初対面で苦言を呈されたことも、今となっては懐かしい。あの時の斎藤事務長と私は、まるで征伐に乗り込んで来た坂東武士であるかのような、歓迎されるどころか異様な戦闘モード漂う中での出発だった。しかし、それは特殊な行政措置案件で、私たちの背後に不正を行った旧法人を見ていたからだろうと想像でき、基本的に地域に貢献する医療機関の再建なのだから、攻撃することが目的ではないと感じていた。その証拠に、徐々に近隣の医師会主催の会合に出席するようになると、医師会長自らが、医師会の重鎮に積極的に紹介してくれたからだ。そのような通過儀礼も避けては通れないことだと思う。

決して大きな街ではなく、K市内の医師数も百名超程度である。狭い世界の中でもあり、医師たちとの交流や情報交換は自然なものだと思ったが、旧法人では設立当時から他の医療機関や医師たちと敵対感情を持っていたらしく、そのために婦人科開設をめぐる訴訟が十四年間も続いたと聞いたとき、一部で歓迎されない状況があったのも理解できた。その意味で、医師会の看護学校で学術講義を行ったことなどが関係改善の地道な取り組みだったと思われる。

これらの経験が今後の残された人生にどれだけの役に立つか不明だが、確かなことは他の医師とは明らかに異なる人生を送れているという、唯一無二の経験と価値観を大事にし、人に優しい大人として、社会に貢献可能な振る舞いができるように、身も心も新たにして更に充実した人生を送りたいと考えている。

そして、私の体験が医療関係者の今後に活かされていくならば、これほどありがたいことはない。〝仲間〟たちへエールを送りたい」

それから

二〇二〇年、新型コロナ禍で医療者は自分のキャパ以上に奮闘している。

しかし、そのパニック騒動に紛れるように、立ち行かなくなっていく医療機関も多い。そんな報道が聞こえてくる。

しかし、城西医療センターはそのまま健全経営が続いているという噂を聞く。偶然や幸運があったとしても、「砂上の楼閣」にはならず地域の中で存続している現実には拍手を送りたい心境である。このまま力強く永遠に継続していくことを願わずにはいられない。それは秋田自身の生きた証でもあるからだ。

現場を離れて二年余りが経過し、時々、居酒屋で斎藤と昔話を交えて語り合う。

そんなときでも、目では笑っていても秋田の心には斎藤を辞職させた自責の念が深く沈み込んでいる。もちろん、おくびにも出さないようにしているけれど。

そうした後悔の気持ちとしてではなく、病院の蘇生回復に全力を尽くしたことへの誇りとして、斎藤とは関係を続けていきたかった。それほどにお互いが時間を共有していたのだ。これもまた貴重な経験だったと秋田は思う。

「今年の桜は、どうだ？」

「いつもと同じじゃないですか？」

居酒屋から出てきて上を向く二人を、咲き揃った桜が見下ろしていた。

著者プロフィール

阿久津 謽志雄（あくつ よしお）

医師・医療機関経営者。

1947 年富山県出身。日本医科大学大学院卒業。

企業立病院外科医長経験の他、海外病院の勤務も経験。民間病院の院長、理事長などを務め、多数の医療機関の再建に従事。

病院再生ノート 保険指定取り消し民間病院の復活劇

2023年10月15日　初版第１刷発行

著　者　阿久津 謽志雄
発行者　瓜谷 綱延
発行所　株式会社文芸社
〒160-0022　東京都新宿区新宿1－10－1
電話　03-5369-3060（代表）
03-5369-2299（販売）

印刷所　図書印刷株式会社

ISBN978-4-286-24344-3